〈話す・聴く〉から始まるセルフケア

―フランス心身メンテナンス事情―

Asano Motome
浅野素女

春秋社

まえがき

女性のからだはデリケートだ。決してか弱いという意味ではない。産む性である以上、排卵をめぐってホルモン周期に支配されている。それが日常だから、男性に比べると、女性の方が自然と自分のからだを観察する癖がついているかもしれない。からだが自分を超えた自然の法則に支配されているということを、女性たちはどこかで知っている。

初潮から、順調に行けば約四〇年という長きに渡って続く月のもの。これさえなければどんなに楽だろうと、ある時思わなかった女性がいるだろうか。その間に性に目覚め、性生活を持ち、または持たず、出産という神秘を体験、または体験せず、たいていは五〇歳前後に閉経を迎えて更年期に入る。すべてはホルモンのなせる業だ。

たいていの生物は子孫を残すというお役目を終えるとそこで生涯を終えるが、現代を生きる私たちは神様からもう少し猶予を与えられていて、健康であれば、更年期以後の時間を、さらには老後を楽しむことができる。

出産年齢が高くなったいま、体力的に下り坂にさしかかる四〇代に幼児を抱え、子育てまっ最中という女性が少なくない。その場合、仕事と家事と育児の間で引き裂かれ、自分の体のことなどかまうも暇なく、わき目もふらずひた走るしかない。更年期に突入する五〇代には、子どもの思春期にぶつかる。キャリアの最後でリストラに遭うかもしれないし、親の介護が加わるかもしれない。自身のからだに、思春期に匹敵する逆方向の変化が怒涛のように現れる時期だから、体力的にも精神的にもかなりしんどい。

産む性ゆえに超えるべきハードルの多い「女の一生」で、下り坂の部分をどうやって乗り越えるかは大問題だ。あまり考えずに四〇代を突っ走ってしまうと、そのツケが更年期あたりにドッと現れる。最悪、鬱状態に陥るとか、袋小路にはまってしまう人も少なくないだろう。では、どのようにからだとつき合ってゆけばいいのだろう。

私はたまたまフランスで暮らし、フランスで子どもを育て、更年期を迎えた。さらには、フランスで東洋医学に出会い、指圧師になった。西洋医学の国に暮らして、だからかえって東洋医学のすばらしさが身にしみたとも言える。文化や習慣がちがうから見えてくるものもある。同時に、文化のちがいはあっても、女性のからだに国境はない。どこで暮らそうと、同じ人間のからだである。

自分のからだのことは、自分が一番よく知っているはずだ。まずは、自分のからだの声に耳傾けてみよう。思えば、このからだというやつ、本当によく働いてくれている。命令を出しているわけでもないのに、心臓は鼓動を続け、肺は収縮拡大を繰り返し、消化器は栄養の吸収を、子宮は生命を産むための準備と後始末を、腎臓は微妙な調整や排出を一瞬たりとも休むことなく続けてくれている。私たちは、この唯一のからだを仮の宿として、一生を過ごさせていただいている。そういう思いで、ひとつひとつの臓器に感謝の言葉をかければ、自分のからだに対して少しは謙虚に、親切になれるかもしれない。車や家屋にメンテナンスが必要なように、からだにも年齢に合わせたメンテナンスが必要なのは当然だ。

女性のからだは潮の満ち引きが絶えない海原のようなものであるがゆえに、そのメンテナンスは、どうしても性の問題と切り離せない。そのあたりから書き起こして、第1章、第2章では、私が暮らしたフランスの女性たちのからだメンテナンス事情を、第3章では、私自身の経験と指圧施療との出会いを、第4章では、具体的な施療例から考察を深め、第5章では、健康への私なりのアプローチと提言をまとめてみたい。

健康というテーマを社会的・文化的視点も交えて掘り下げてみようという試みだが、どんなテーマにせよ、ほかの文化や国とのちがいを知ることは、自分を客観視する第一歩となる。比較する相手があると、自分のいる位置がより明確になる。その上で、国や文化を超えて、どのようなかからだとのつき合い方が可能なのかを探ってゆきたい。もちろん、フランスにあまり関心がないという方は、第3章あたりから読み始めていただいても問題はない。

高齢社会に突入して、巷《ちまた》に健康に関する書物は溢れているが、そもそも健康ってなんなのだろう。健康という揺るぎのない理想があって、みなそこへ辿り着こうとあがいているように見えるけれど、それでいいのだろうか。

本当は、人と比べるべきものではない、「あなただけの健康の形」というものがあるのではないか。

〈話す・聴く〉から始まるセルフケア——フランス心身メンテナンス事情

◆

目次

第5章 言葉とどう向き合うか 175

〈話す・聴く〉から始まるセルフケア——フランス心身メンテナンス事情

第 1 章

感性の日本人、言葉のフランス人

婦人科医とともに

窓の向こうに、灰色のマンサード屋根の連なりがどこまでも広がっている。パリの中心街から立ち昇ってくる喧騒は、六階にあるこの婦人科クリニックの待合室からは、どこか遠い世界のもののように感じられる。

「診察室へどうぞ」、と秘書に促されるまでの宙に浮いたようなこの時間を持て余して、一体これまで何度、こうしてぼんやり窓の向こうを眺めて過ごしたことだろう。待合室の壁を飾る絵画コレクションは、沈んだ色の具象から色鮮やかなポップ調まで、何年かごとに少しずつ変わっていった。

私が好きだった絵がある。妊婦の腹部を描いた神秘的な絵だった。深みのある青みがかった色彩のその絵は、患者に何かを問いかけているようで、しばらく目が離せなくなったものだ。いまは診察室の方に移動されたのだろう。暖炉としてはもう長いこと機能していない大理石の肌が、待合室の中央でやさしい光沢を放っている。

予約制だから、待っている患者は多くても三、四人。三〇代と思しき女性は、きれいに塗った爪先で女性誌のページを繰っている。ピルの処方を受けに来ているのかもしれない。疲れたようすの五〇代かと思われる女性は、更年期の相談かもしれない。セクシーを通り越してあられもない格好の女性と隣り合わせたこともある。

「中学生から高齢者まで、あらゆる年齢、階層の女性が来ますよ。ふつうのお母さんも来れば、サン・ドゥニ街あたりに立って体を売っている女性も来ます」と、ある時、P医師がぽろりとこぼしたのを覚えている。その言い方に差別や蔑視はみじんも感じられなかった。

P医師とは、もう三〇年来のつき合いになる。フランスでは、ホームドクターのような形で婦人科医の診察を一年に一回とか半年に一回とか、定期的に受けている女性が多い。医者が定年でやめてしまったり、引越しで医者を変えなくてはならなかったりすることもあるので、二〇代から五〇代にかけて四〇年近くを、ひとりの婦人科医に継続的に診てもらえたというのは、ずいぶん幸運なことだったかもしれない。避妊、妊娠、出産、婦人科系の病気、更年期、といった女性の人生の各ステージに、P医師は寄り添ってくれた。だからある意味で、だれよりも身近な存在であったかもしれない。と同時に、医師と患者という距離感はしっかり保って、一女性の半生に伴走し、時には陰ながら応援してくれた。

診察室に入り、窓の前に陣取る大きな医師の机の前に座る。ふたつ椅子があるので、いつもどちらに座ろうかと一瞬、迷う。

腰を下ろしたところへ、「ボンジュール、モトメ」と背後から声がして、七〇代の円熟期に入ったP医師がいつもの白衣姿で現れた。更年期を過ぎてからありがたいことに特に目立った問題がないので、最近は一年に一回の定期検診である。家族の近況を聞かれ、P医師に同じ質問を返すと、昨年母親を亡くしたと、淡々と語った。ずいぶんなご高齢だったことだろう。父をやはり同じ年に亡くした私には、親を亡くすことの重みが、言葉は少なくともしみじみと伝わってきた。

五〇の坂を越えると、健康保険機関から乳癌の無料マンモグラフィ検査を促す手紙が二年に一回届くが、女性の読者はご存知のように、乳房をレントゲン板で押し潰されるという、不快を通り越して苦痛でさえある検査だから、ずるずると引き延ばし、すでに三年目に入っていた。やっと決心して重い腰を上げて撮ってもらってきたレントゲン写真を持参していた。

「見てみましょうね。じゃ、脱衣してください」

下半身を脱衣して、衝立の向こうの診療台に横になる。医師はレントゲン写真を診療台の脇のパネルで確認すると、「特に異常はありませんね。順調そのものですよ」と、私の方に振り向いた。

医師の立つ場所と患者の間には、日本のようなカーテンの仕切りはない。医師は手を洗うと、私の横に立ち、その手を私の立てた膝の上に置いた。いつものように温かい手だ。まっすぐ私の目を見下ろしながら、「子宮頸癌検査もしましょう」。

決して気持ちのよい検査ではないが、子どもたちの近況を交わしながらなので、それほど苦にはならない。時々、脚に置かれる医師の手が、安心感を与えてくれる。

「胸も診ましょうね」

触診も手際よく、セーターをたくし上げた姿勢で行われ、続いて子宮内の状態をベッド脇のドップラーの画面で確認して診察は終わった。

「婦人科系の問題は何もないようですね」と言われてホッとする。

日本では乳腺外科と婦人科に分かれていて、ひとりの医師に両方相談できないことが多いそうだが、女性のからだをトータルに診てもらえるのはありがたい。

玄関脇の秘書のところまで医師が付き添い、握手をして別れる。P医師が特別なわけではなく、フランスではどこの医者も、患者と一対一の関係で向き合ってくれる。

日本でも婦人科医にかかった経験があるが、その対応とは雲泥の差がある。特に、診療中に上半身と下半身を仕切るあのカーテンの存在は、どこか不気味で不快である。あちら側で誰がなにをしているのかわからないし、なにか恥ずかしいことをしているようなあの感覚。おそらく多くの女性がそう感じていることだろう。身体感覚のちがいが各国の医療文化のちがいも形成しているのだと言えるが、風呂屋や温泉文化がある日本で、どうしてこうなるのか、いまだよくわからない。

実家近くの産婦人科で、実に不愉快な思いをしたことがある。夏休み中に、子連れで日本へ一時帰国していた時のことだ。

まだ幼児をかかえていた時期のこと。発つ前からの育児疲れに旅の疲れも重なったのだろう。カンジダに罹った。カンジダ菌はたいていの人が体内に抱えているもので、疲れやストレスなどで免疫機能が衰えていると繁殖することがある。初めてのことではなかったし、薬をもらえば簡単に治るのはわかっていた。長引かせないために、フランスへ戻るのを待たずに実家の近くで開業する産婦人科医を訪れた。

まず、医者が若いアシスタントの女性たちをずらりとはべらせていたのには驚いた。そして、医者は横顔を見せてカルテに目を落としたまま、患者である私の顔をチラとも見ようとしない。私は、外国住まいであること、一時帰国の身で日本の健康保険には入っていないことなどの事情を話し始めた。するとなんと、医師は威丈高にこう言い放った。「外国住まいで無茶な生活している女《ひと》、多いですよねー。この頃、性病とか、すごく多いんですよ」と来た。「それに最近は、東南アジアから来ているような女性だって、健康保険くらい入っているんですけどねー」と続けた。

東南アジアから来ている女性に対してはもちろんのこと、私に対しても、なんと失礼な言い方だろう。外国住まいイコールふしだらな生活をしている女性、と一方的に決めつけられたわけだ。日本で健康保険がないのは、母国で生活していないからであって、診断書を書いてもらえば、フランスに戻ってから申請すれば、フランスの健康保険で支払った医療費は返ってくる。なにも悪いことをしているわけではない。

私は心底ムッとしたが、この後に及んで仕方ない。例の屈辱的なカーテンがある診察台で診察を受けた。医師は女性をずらずらと引き連れてカーテンの向こう側で私を診察し、またもや言い放った。

「あのねえ、診察受ける前にゴシゴシ洗ったりしてこないでくださいね。わかるものもわからなくなっちゃうから」

一瞬意味がわからなかった。よく考えると、医師は外国に暮らす不埒な女は性病に決まっている、性交渉による感染症にちがいないとハナから決めつけていて、どうもそうではない、という結果にご不満なのだ。自分のからだのことは自分が一番よくわかる。これは膣内のカンジダ菌が、疲れが重なったせいで繁殖しただけのこと。夏休み、幼児を抱えて遠い国から実家に里帰り中というのに、不埒な生活もなにもない。あまりの人を見下した傲慢な応対に、私は医者の名を出してどこかの雑誌に書こうかと考えたくらいだ。

外国住まいの日本人でさえこうした応対を受けるなら、日本住まいの外国人だったら一体どんなひどい応対をされるのか。患者をひとりの人間として尊重し、人間対人間として接するフランスの医者と患者の関係に慣れていた私には、かなり衝撃的な出来事であった。

今はこうした威丈高な医者、偏見に凝りかたまった医者の数が少なくなったのだろうか。そう願っている。

「五月革命」に続く性の解放とピル

フランスの女性たちが婦人科医のもとを定期的に訪れる習慣を持つのは、ピル（経口避妊薬）を常用する女性が多いことが一番の理由だろう。二〇一〇年代にピルの使用にブレーキがかかったことについては追って言及するが、ほかの避妊手段との併用も含めると、一五歳から四九歳のフランス人女性の四割近くが避妊手段としてピルを服用している（フランス国立人口研究所（INED）の統計より）。二〇代前後に年齢層を絞れば、約半数が避妊手段としてピルを選んでいる。国連経済社会局の二〇一九年の報告によると、フランスで約三三％、アメリカで約一四％、イギリスで約二六パーセント、日本では約三パーセントとなっているので、ほかの国と比較してもその普及率は非常に高いと言える。

時代を一九六八年に遡ってみよう。パリは戦場と化したかのように激しい学生運動に揺さぶられていた。敷石が飛び交い、催涙弾の煙が街を包んだ。社会のあちこちに残る階級制や、家庭内の家父長制に象徴される「権威」に対して、学生たちが若いエネルギーを爆発させて楯突いたのだ。「五月革命」と呼ばれるこの社会紛争は、フランスを土台から覆す歴史の一幕となった。

当時のドゴール大統領が、あらゆる「父権」を象徴していた。

ドゴール大統領は、大統領に選出される以前は将軍としてその名を馳せた第二次世界大戦の英雄である。フランス解放の第一歩となったノルマンディー上陸作戦は、ドゴール将軍の存在なしには語れない。英雄であると同時に、大統領となったドゴールは、まだ宗教や伝統の縛りの強かった戦後のフランス社会の「家父長」的存在でもあった。

社会を縛るさまざまな権威を打倒して、窮屈な規則を取っ払ってしまおう。社会の禁止やタブーを蹴散らして、もっと自由に生きたいと、若者たちは当時のシステムとモラルを粉砕するべく鬨《とき》の声を上げたわけだ。五月革命から五〇年以上経ったいま、五月革命を神聖化する時代は過ぎ去り、ようやくその負の遺産も言及されるようになったが、その点についてはここでは深追いしない。古い社会体制を突き崩すエネルギーが、フランスのみならず、学生運動の波となって世界中を揺さぶった時代であった。

五月革命によって一気に女性解放が進み、女性たちも徐々に性を謳歌する自由を手にしていった。中でも経口避妊薬ピルは、妊娠の不安から女性たちを解放した、まさに性の解放の象徴であり、女性たちが自分のからだを自分の手に取り戻すための最大の武器となった。

一九七四年以降、健康保険でその費用がカバーされるようになると、ピルは爆発的に普及した。ただし、副作用の可能性や、乳癌や脳溢血を引き起こす確率が高まる可能性もあるとも言われ、ピルを服用する際には、医師の定期健診を受けることが強く勧められた。そういうわけで、多くの女性は婦人科医のもとを定期的に訪れる習慣を身につけたのだ。

二〇〇〇年には約五七パーセントの女性がピルを避妊手段として使用していたという。私もまた、P医師のもとでピルを処方してもらっていた。当然、定期健診も受けていた。ピル服用の是非はひとまず置くとして、子宮頸癌、乳癌検査を含めた婦人科系健診を定期的に受けていたことはよかったと思う。

P医師は私にとってほとんどホームドクター的存在だった。婦人科系以外の健康相談がある時も、私はまずP医師のもとを訪れた。妊娠、出産の時は、もちろん最初から最後まで伴走していただいた。また、性にまつわる症状や疑問があったら、女性だけでなく伴侶の男性も相談できる。夫を送り込んだこともあるし、息子が思春期に入った頃、なにか相談したいことがある時はいつでも会いに行っておいで、とそれとなく医師の連絡先を渡した。日本に比べて性に関することをこそこそせずに堂々と相談できる相手として、婦人科医の存在は大きい。

五月革命の効用として、もうひとつ大事な点がある。それまで縦割り社会だったフランスに、横つながりの関係性が持ち込まれたということ。一例をあげれば、教師と生徒の間の関係が vous から tu に変わったこと。フランス語には距離感を伴う「あなた」vous と、「君」に近い親しげなニュアンスの tu があり、五月革命以前に教師に向かって tu で話しかけることなど考えられなかった。夫婦間、親子間でも vous を使って話す家庭は珍しくなかった。五月革命に続く七、八〇年代、家庭でも学校や職場でも、tu が vous を駆逐していった。いまでは親子や夫婦間はもちろんのこと、小学校では教師に対しても tu で話すことが一般化している。ただし中学・高校になると生徒は教師に vous で話しかけ、一人前扱いという意味も込めて、教師の側も生徒に vous で対応することが多い。

医師と患者の関係にあっては、距離感を保って当然、vous を使って話すのが普通だが、先生様に患者の側から質問などとてもできない、というような上下関係からはほど遠い。社会的役割が強いるユニフォームで相手との関係性を測る社会から、ひとりの人間対ひとりの人間として向き合う社会へ、七〇年代のフランスは大きく変化を遂げていった。

それから半世紀、いまのフランス社会は、曲がりなりにも人々が対等に意見を交わし合える社会を実現していると言えるのではないか。

ダブルベッドの効用

話題は変わるが、古いフランス映画を観ると、恋人どうし、または夫婦どうしが、いかにも窮屈そうなふかふかのダブルベッドに重なるようにして寝ているシーンがよく出てくる。日本では、一人用の布団またはシングルベッドを並べて寝る場合がほとんどだ。子どもの誕生を機に、夫婦が寝室を別にする家庭も珍しくない。子どもが母親と寝て夫は隣の部屋、という家庭もあるだろう。

そんな日本の家庭事情を話すと、フランス人はびっくりする。あくまで夫婦関係が第一で、子どもは生まれた時から別の部屋に、というのが常識の国である。スペースに余裕がない都会のアパルトマンに住む若いカップルの場合なら赤ん坊と同じ部屋ということもあるが、夫婦のベッドに赤ん坊をいっしょに寝かせるということはまずない。寝室がひとつでも、なんらかの仕切りをして、親とは少しでも距離を置いて赤ん坊専用の空間を作ろうと工夫するだろう。

いま八〇代くらいの世代にとっては、寝室に対するこだわりがさらに強い。寝室には子どもたちであっても許可なく足を踏み入れてはならないという、プライベート空間としての寝室に対する徹底した意識を持つ人もいる。私のフランス人の義父母もそうだ。

義父母の家に親類が集まっていた時のこと。夫の妹の伴侶が、突然の友人の来訪に焦って、思わず庭から義両親の寝室を突っ切って玄関に飛び出して行ったことがあった。まったく悪気はなかったのだが、義兄の行動は義父母を怒らせた。「許可なく私たちの寝室に侵入した」、というわけだ。頭の固い世代だなあと私たちは苦笑したが、彼らにとって寝室は、プライベート中のプライベート空間、ある意味で「聖域」なのである。

寝室は、家の中でも対外的な装いを解くことが許されている場所であり、夫婦だけの親密な場所。この事件を通して、世代間の感覚のズレはもちろんのこと、異文化圏からフランスにやってきた私は、寝室についての東西の感覚のちがいをまざまざと思い知らされた。寝室のドアをノックもせずに侵入してきた人がいたとしたら、日本で言えば、靴を脱がずに家に上がられた、くらいのショックがあると言っても決して大袈裟ではないだろう。

というのも、フランスの家では、内といえども公の場所とプライベートの場所がはっきり分かれている。人を食事に招いたり、食前酒を酌み交わしながら会話のひとときを楽しんだり、他人を家に招くことが日常的に行われるため、サロン（応接間）は外に開かれたいわば公の空間として認識されている。反対に、寝室は夫婦だけのプライベートな空間。サロンで靴を脱がない人も、寝室では靴を脱ぐ。したがって、靴下は下着の一部といった感覚で、ひと昔前までは、日本人宅で靴を脱ぐことを強要されるとうろたえる人もいた。サロンと寝室では、それくらい内と外の意識のちがいがあるのだ。それは家族どうしでも通用することで、親の寝室に用事がある時はノックして待つのが礼儀である。

だが、先ほど触れた五月革命の世代は、上下の序列を破壊して並列な人間関係を家庭にも持ち込んだため、そんな配慮はしない、という人たちも今では多い。寝室が聖域だなんて言ったら笑い飛ばされてしまう。宗教や伝統の縛りが強い家庭か、「友だち親子」がいいとされる家庭か、どんな家庭に育ったかで、この辺の感覚は同じフランス人でも人によってかなりちがう。

さて、ベッドの話に戻ろう。フランスでは、カップルはダブルベッドで寝る。寝床を別々にすると、何か問題があるのではないかと勘ぐられる。しかも、幅一四〇センチサイズのベッドが一般的だ。けっこう狭い。

昔は、さらに狭い一二〇センチサイズが多かったから、さぞ睡眠に影響をきたしたのではないかと推測される。ふたりがひとつのマットレスの上で寝るのだから、体が触れ、触れればなんとなく気がそそられ、セックスの回数も多くなるというわけだろうか。フランス人のように狭いダブルベッドで身体をくっつけ合って寝る習慣は、世界的に見ても特異である。

アメリカのベッドは一五三センチのクイーンサイズから一九三センチのキングサイズ幅。スペインは長いこと一三五センチ幅が一般的だったが、一五〇センチ幅へ移行した。イタリアは一七〇センチ幅、または九〇センチ幅のベッドをふたつ並べることが多い。ドイツでは別々が基本で、九〇センチ幅か一〇〇センチ幅のベッドをふたつ並べる。掛け布団も別々だ。ドイツ人らしく、実に合理的である。

フランスは一二〇センチから一四〇センチへ移行し、最近の傾向としては一六〇センチ幅が増えてきたが、まだまだ幅の狭いダブルベッドにふたりで汲々と、いや熱く寄り添って寝ているカップルが多い。

どんなベッドで寝るか、実はこれ、睡眠の質を左右する重要な要因だ。ひとつのマットレスを分かち合えば、相手の動きが直接響く。私たちは一晩の間に、四〇～六〇回くらい寝がえりを打つというから、相手の寝返りの振動で目を覚ます可能性はかなり高い。さらには、大半のフランス人のようにひとつの掛け布団をふたりで分かち合う場合、一方が引っ張れば、もう一方はその気配や寒気で目を覚ましてしまう。掛け布団をめぐる熾烈な戦い（女性が犠牲者である場合が多い）が、フランスの夜を支配していると考えると、ダブルベッドのロマンチックなイメージは吹っ飛んでしまう。

女性と男性では睡眠の質にちがいがあるというオーストリアの研究者の報告もある（*Ein Bett für zwei*, Gerhard Klösch, John Dittami, Josef Zeitlhofer 共著）。女性はひとりで寝た方が睡眠の質が向上するが、男性は、ふたりで寝た方がよく眠れる、というのだ。太古の昔、私たちは集団でかたまって寝ていたわけで、だれかがそばにいた方が安心する、というのが男性の深層心理にあるらしい。女性はちょっとした物音や気配にも耳をそばだて、家族の安全に気を配る傾向が強いそうだ。

こうした事情を背景に、フランスでは、相手の動きの振動がもう一方に伝わりにくいマットレスというのが研究・開発されて、けっこうなお値段で売られている。マットレスの種類も厚さも豊富で、フランスの寝具産業はかなりマージンが高い業界のようだ。

夫婦関係を密に保つというダブルベッドの効用と、睡眠の質が下がるという欠点と、どちらを取るか。意気軒昂な若い時はともかく、子どもが成人するくらいの年齢になると、一六〇センチのベッドに替えて睡眠の質の向上を図るカップルが増えるのは当然かもしれない。もちろん、相手のいびきを口実にしたり、早起きを口実にしたりして、夫婦別々の寝室に切り替える夫婦もいるが、まあ、そうするのは早くても六〇代にさしかかってからのことだろう。カップルの性生活に重きを置くフランスでは、夫婦が寝床を別にすることに、どうしても罪悪感が伴うらしい。これは、夫婦間だけでなく社会全体に浸透している一種のタブーである。

「ふたりでいっしょのベッドで寝るのを苦痛に感じていても、口出せない人がいる」と、睡眠の専門家医が、『ル・モンド』紙上で語っていたのは、二〇一二年のこと。一六〇センチ幅のダブルベッド人気が高まってきたのは、まさに二〇一〇年代のことだった。五月革命世代が引退年齢に達し、眠りの質がその世代の気になるテーマになってきたからだろうか。

一四〇センチと一六〇センチ幅では、眠りの深さにかなりの差が出るという研究結果も発表されている。この二〇センチの差には、なかなか意味深長な事情が隠されているようだ。

自分の健康は自分で守る

どうしてベッドの話を持ち出したかというと、生活習慣という、その国や文化で「当たり前」のことが、知らず知らずのうちに国民の深層心理を形作っているからである。家で最もプライベートな場所が寝室で、その中でもプライベート中のプライベートな場所がベッドである。日本のように居間にも食堂にも寝室にもなり得るオープンスペースのような空間で押入れから布団を出し入れして家族が川の字になって寝る、ということがいまも続いている文化の国とフランスでは、意識の上で大きなちがいがあることが、この問題ひとつ取ってもわかるだろう。現代の日本に、すっかり欧米のベッド文化が浸透しているとはいっても、それはたかだかここ半世紀のことであり、その民族の深層心理を変えてしまうほどの時間ではない。

「どうして親子が川の字で寝ちゃいけないの？」と、日本人ならだれでも思う。フランスの心理学者たちは、夫婦の関係を何より尊重するため、また親子の間の近親相姦的密着を避けるために、子どもを親のベッドに入れるのはよくないと考える。もちろん、国や民族によって文化がちがうのだから、それぞれの文化圏内で昔からの習慣が受け継がれている分には問題ないわけだが。

寝室は、性と女性のからだを語る上で意外と大切な場所だ。その要の場所に対する基本認識のちがいは見逃せない。フランスの社会事情にいくら筆を尽くしたところで、微妙なところでお互いの理解がすれ違ってしまう危険がある。

さて、フランス女性たちの多くは、五月革命に続く七〇年代、産むか産まないかの判断は女性のものであるべきだと、少しの躊躇もせず、ピルに飛びついた。妊娠の不安にさいなまれていたら、性生活を楽しむことはできない。ピルの服用は、自立した女性としてのひとつの証でもあったのだ。

先に書いたように、二〇〇〇年には約五七パーセントの女性が避妊手段としてピルを選んでいた。ところが、二〇一六年は、ピルを服用する女性は約四三パーセントにまで落ちてきている。これはどうしたことだろう。

二〇一二年、ピルの服用が原因で脳溢血の末、障害を抱えることになった女性が製薬会社を訴えた事件が社会全体に衝撃を与えた。もともと経口避妊薬ピルには副作用があることは知られていたし、だからこそ医師の定期検診が必要だったわけだが、メディアが大きく取り上げたこの事件は、若い世代を中心に、ピルへの拒絶反応を引き起こした。食べ物や医薬品、農薬を初めとするありとあらゆる化学物質に対する不信感が、ピルにも広がったと言っていいだろう。環境に敏感な世代が、もっと自然な避妊方法を望んだ結果であるとも言える。

それまでのフランスでは、更年期後のホルモン充填治療がわりと抵抗なく受け入れられてきた。更年期にまつわるさまざまな不快症状を和らげるためでもあり、少しでも長く性生活を楽しむためでもあった。実際、フランス女性は、パートナーのためにいつまでも性的に魅力的な存在でいようと努力する傾向が強い。そのためならホルモン治療もいとわないという女性が多かった。この治療方法も、当然、先の事件の余波を受けた。私もそのひとりだった。

P医師は、年齢に関係なくカップルには充実した性生活が大切だという「フランス的」な考え方を持ち、更年期障害がそれほどひどくないとしても、本人が望めばホルモン充填治療をアドバイスしてきた医師だった。だが、ちょうどピルへの認識が変わる時期に更年期を迎えた私は、とてもそこまでして若さにしがみつきたいとは思わなかった。そう伝えると、P医師もさらりと、「あなた次第ですよ」と、押しつけるようなことはなかった。ただ、私の目を見据えてこうはっきりと言った。

「更年期を迎えた女性にとって、性生活が苦痛になるというのは事実です。みんななんとかごまかしてやり過ごしている。ホルモン充填治療をしない限り、ほとんどの女性がそういう状況だと言ってもいいでしょう」

恋愛にしても、妊娠、出産、更年期にしても、人間、というよりすべての生物は、しょせん、微量なホルモンの変化に支配されている存在だ。そう言い切ってしまうと元も子もない気がするが、若い時にやたら異性が気になるのも、種の保存のための仕掛けにみごとにはまって、「いのち短し恋せよ乙女」とばかりにホルモンやらフェロモンやらに囃し立てられる結果にすぎない。更年期はいわば思春期の反対現象で、「お役目ご苦労さま」と、性の縛りから解放される季節である。

男性と女性では、性に関する周期がちがうので、平均的な年齢差のカップルの場合、男性と女性の間には当然、ズレが生じる。その問題に関しては、また後の章で言及したい。

ともかくも、私たちは生物としての掟から逃れられない存在である。だからといって、自由がないということにはならない。その時その時で、自分の人生をどのように編み上げてゆくのか、ゆきたいのか、を決断するのはあくまで自分である。ましてや健康に関しては、たとえ相手が医師であっても、自分のからだのことなのだから、言いなりになる筋合いはないだろう。多くのフランス人女性のように、医者に伴走してもらいつつ、自分の健康は自分の頭できちんと考え、必要なチョイスをしていけばよい。

P医師は七〇代半ばだが、自分の仕事が好きで、健康が続く限りはいつまでも仕事を続けたいと言っている。医師の診療室を後にして、にぎやかなパリの街に出る時は、いつも不思議と心が軽い。たとえそれが人生のどん底の時であっても、患者としての私は、脚に置かれた医師の手の温もりに励ましを感じ、いくばくかの勇気をもらった経験がある。それは、医者と患者が上下関係ではなく、対等な人間関係を築いているからだろう。もちろん、医師の知識と技術を患者の側が享受するわけだが、P医師が患者を見下したような態度を取る場面に出くわしたことは一度としてない。こうした医者に出会い、伴走してもらってきたことは本当に幸運だったと言える。これからも、診察を受けに行くたび、子どもたちの近況を報告し、またP医師の孫たちの近況を尋ねながら、医師と患者としての微妙な距離感を保った関係が続いてゆくことだろう。

日常の問題を「語る」習慣——性教育

さて、女性の一生のうち、大きなクライシスが訪れる時が何度かあるだろう。日本では、独身で子どもがいない女性が自嘲気味に自分を「負け犬」と語ることがあるが、カップルで生活を送り、子どもがいる女性の生活だって、そんなに甘いものではない。人生には「勝ち組」も「負け組」もない。ぶつかる困難がちがうだけのことだ。

カップルの大きな危機のひとつは、出産の後に訪れる。ふたりだけだったら見えなかったことが、赤ん坊という存在を間に挟んで、突如あからさまになる。女性は、赤ん坊が泣いても目を覚ますことなく安らかに眠り続ける夫に唖然とするだろう。夫は、赤ん坊にしか目がいかなくなった妻を前に、大きな疎外感を抱くことだろう。しかも、ふたりが育った環境は決して同じではないから、子どもをどう育ててゆくかをめぐり、ふたりの間にきしみが生まれる。

もうひとつの大きなクライシスは、ふたりで手塩にかけた子どもが思春期にさしかかったあたりだろうか。ちょうど女性の更年期が始まる時期でもあるから、こうなるとダブルパンチだ。突然、あんなにかわいがった子どもに冷たく当たられ、自身の体調はすぐれず、思春期特有の子どもの愚かな言動にどう対処するかをめぐって夫と意見が対立し、または夫の無関心の壁にぶち当たり、すべての歯車が狂い始める。この時期、夫が外に女性をつくる危険も高い。妻が家庭の外に心の癒しを求める場合もあるだろう。今までの人生なんだったのか。こう自問するのは、場所が日本だろうとフランスだろうと同じである。

ただ、対処の仕方はちがうかもしれない。諸問題にぶつかった時、フランスの女性たちは心理学者にアポイントを取ったり、なんらかのカウンセリングを受けたり、友人に開けっぴろげに話したりして、自分の中に問題を溜め込まず、外に向かって苦痛や迷いを吐き出すことを躊躇しない。家庭内に問題があることを恥ずかしいと思うような感覚は日本よりずっと薄く、フランスにはそれぞれの人の抱えている問題を、批判や避難の対象としてではなく、ありのまま受け止める寛容さというか懐の深さがあるようだ。それは、子どもの時から言葉にして考え、表現する習慣を持っていて、語ることが学校教育の中で重要な位置を占めていることと関係しているように思える。最近の大学入学資格試験（バカロレア）の改革にもその傾向は顕著だが、口頭試問の重要性が近年ますます高くなっている。

タブー視されることの多い性教育を例に取ってみよう。日本で性教育というと、セックス教育のような感覚がありはしないか。性教育の根本は、どう避妊するかとか、なにがいいセックスかとか、そういう問題ではない。フランスでは、他者との関係をどうつくってゆくかというスタンスで性を語る。広く言えば、性教育はすでに小学校前の幼児学校の時から始まると言っても過言ではない。

自分とはちがう存在である他者を尊重できなければ、性を介在させた親密な関係性を築くことは難しい。他者を尊重するとは、自分を尊重することでもあり、その基本には、自分の身体を自分以外の誰のものでもない大切なものとして認識することにあるだろう。

そう考えると、性教育の第一歩は、自分の身体を認識することにある。男の子と女の子のちがいがあるということはもちろん、どんなに幼くても自分の身体を人目にさらすことを強要される必要はないし、相手に強要することもしてはならない。隠したければ隠すべきであり、相手がどんなに幼くても、自他を区別する気持ちの芽生えは尊重されるべきだ。そうしたことを、教師たちが年齢に合わせた言葉で伝えてゆく。

フランスの青少年たちの最初の性体験の平均年齢は一七歳といわれる。あるパリ郊外の高校では、性にまつわる相談があれば、生徒たちは性教育の研修を専門的に受けた教師にアポイントを取って、個人的に相談することができる。グループ活動としては、たとえば、女子生徒と男子生徒が性にまつわるそれぞれの居心地悪さを語り合う場を設ける。

フランスも中学生くらいから男子と女子が休み時間に混ざり合うことがなくなり、別々に固まってグループを作るようになる。男子が女子の身体にまつわる冗談を言ったり、興味半分にいたずらをしたり、といったことも当然起こる。しかし、性をタブー視せず、話し合って糸口を見つける。男女間に起こる摩擦や居心地悪さを言葉にさせる。性は汚いものでも、目を背けるべきものでもなく、人間の成長の上で通るべき過程であり、他者との関係をつくってゆく上で大切な要因である。そうした大きな視点に立って、しかも上から下へ通達というやり方ではなく、生徒どうしが自分の問題として、学校生活の中で生まれる問題をひとつひとつ話し合ってゆく。

ちがいを認めつつ、どうやって相手を尊重するか。避妊や性病についての情報も大切だけれど、その前提となる土台作りの方がよっぽど大切だろう。あくまで語り合う中で、年齢に合わせた性教育がなされている。その姿勢には見習うべきものがある。

家庭内で食事の時間が大切にされているという、本来当たり前であるはずの事実の重要性も見逃せない。食卓は単に腹を満たす場所ではない。食事の場は、「語る」習慣をつくるのに不可欠な、いわば「教育現場」なのだ。

女性も働いているのがごくふつうの家庭状況なので、ウィークデーの食事は簡素な場合が多い。しかし、男性もなんとか夕食に間に合うように帰って、家族が向き合ってその日の出来事を報告し合う（ＯＥＣＤの統計を見ると、フランス人の仕事の効率はＥＵ諸国の中でもドイツと肩を並べているので、夕食に間に合うように帰っているからと言って、仕事を怠けているわけではないだろう）。ウィークデーがだめでも、少なくとも週末は、一家でゆっくり食事する時間を取る。

フランスの学校では、夏休み以外にも、二週間にわたるヴァカンスが、なんと年に四回もある。ヴァカンスの間は、遠いところに住んでいる祖父母を訪問したり、または反対に招いたりして、簡素でも手作りの食事を共にしながら家族が「語り合う」時間を持つことだろう。親たちが自宅に友人を招いたり、相手の家に招かれたりする機会も多い。食事の場は、食いしん坊のフランス人にとってそれだけでも大切なのはもちろんだが、子どもたちにとっては食事作法も含めてかっこうの社交訓練の場となる。口論なんかが始まってはおいしい食事が台なしになっては元も子もない。

子どもたちは小さい時から、世代間を超えて大人たちが語り合う場面に立ち合うことで、感情に流されずに、食事を楽しみながら意見交換をするためのトレーニングを、知らず知らずのうちに受けているといえる。

いつまで現役？——ユーモアの効用

フランスにおける青少年の初体験の平均年齢は一七歳と言ったが、では、性生活に終止符を打つのはいつ頃なのだろう。

「エロチックな面では最近まったく、はかばかしくないわねー」と、七二歳になるマリクロード（以下、患者さんの名前はすべて仮名）はおおらかに笑う。六〇代までホルモン充填治療を受けていた。伴侶はもうすぐ八〇歳になる。「私たちはまだいい方かもしれない。友人のジャネットのとこなんて、夫が前立腺を患ってから関係を持つのは難しくなったみたい。彼女、まだ六〇代なのにね……」

つまり、六〇代でも七〇代でも、性関係を持続させようという心意気があるということだ。シニアの性生活を数字で表すのは難しい。その難しさは、どんな行為を指して性生活と呼ぶか、という問題に直結するからだろう。若者が「セックスをした」という時の「セックス」と、高齢者が「セックス」と捉えるものの間には大きな差がある。さまざまなアンケートを読み比べると、もちろん個人差が大きいが、五〇代、六〇代はまだまだ、七〇歳を過ぎたあたりから健康上の理由から性行為が途絶えるカップルの姿が浮き上がってくる。二組に一組が離婚する時代だ。その平均年齢は四三歳。再婚カップルも多いから、五〇代で性生活とさようなら、という訳にはいかないだろう。

人の一生を俯瞰してみよう。一〇代は、思春期の葛藤を経て子どもから大人に脱皮しなくてはならない。二〇代は、仕事を見つけて経済的な自立を果たそうという時期だ。三〇代は、子どもを持つか持たないかも含めて、将来設計を実現させたいところ。そして四〇代、女性たちは産む性としての限界年齢に到達する。五〇代は思秋期ならぬ更年期という大転換が待ち構えている。女の一生は性に翻弄される。

こんな型にはまった人生の区分けに反発を覚える方もいらっしゃることだろう。しかし、いまだいのちの流れの方向を変えることに成功した者はいない。たとえ人工生殖技術が発達し、四五歳で親になることが可能でも、ホルモン充填治療によって五〇代、六〇代になっても若い「ふり」をすることが可能でも、いずれ限りのある生だ。からだの変化に心が寄り添っていけなかったら、人生の内実は虚しいものになってしまう。

人工生殖といえば、いま、フランスで進行中の大きな改革に触れておきたい。これまでは、二年以上同居している男女のカップルで、不妊など医学的な理由があるケースに限り、人工授精などの生殖補助医療の助けを借りることが可能だった。四三歳前なら、トライする回数には制限があるが、健康保険も適用される。それが今後は、独身女性であっても、生殖補助医療の恩恵を受けて子どもを持つことができるようになる。

二〇二〇年二月、上院は、医学的理由がなければ健康保険の適用は受けられないという修正を入れて生命倫理法の改正案を承認し、上院から下院に差し戻された。下院での議論を経て、八月現在、医学的理由がなくても健康保険の適用が受けられる見通しだ。これで、女性どうしのカップルにも、親になる道が開かれることになる。フランスでは、二〇一三年以来同性婚が認められているからだ。つまり、ふたりの母を持つ子どもが誕生することになる。営々と受け継がれてきた親子関係の概念が根底から覆されるわけだ。

私の患者さんのひとりにも、四〇歳で独身、相手が見つからないけれど子どもは欲しいので、無名ドナーの精子を使った人工授精を試みようという女性がいる。「法改正を待っていたら間に合わないから、私はひとり者にも許可されているスペインへ通ってトライするわ。バルセロナにはフランス人のお医者さんがいるの。しばらく前からその準備を進めている」と言う。

よくよく聞くと、子育て支援を七〇代の親に頼るつもりらしい。それでは親からの自立どころか二重依存である。しかも、最初から父親という存在をないことにしてひとりの人間をこの世に送り込むことを「権利」としてとらえていいのかどうか。私自身はそうした問いを禁じえないが、これに関しては拙著『フランス父親事情』や『同性婚、あなたは賛成?反対?』で論じているので参照していただきたい。

横道にそれてしまったが、性と親子関係を取り巻く近年の状況の変化は激しい。しかし、人類史上ごく最近まで、植物が実をつけた後に枯れてゆくように、人間もまた子どもを産み育てたら生涯を閉じるのがふつうであった。それが戦後、平均寿命が著しく伸びたお陰で、現代人は別の悩みを抱えてしまっている。

「性欲がないわけじゃない。妻を愛している。でも、できない。心が休まる時がないからだってことは自分でもわかってるんだ」と、ミシェル（五六歳）は言う。

最初の結婚でひとり、再婚して三人の子どもがいる。大企業の管理職として土日も休めない多忙な生活を送る。もう若くはないのだから、時間と心の余裕がなければセックスは成り立たないだろう。

こう苦笑いする女性もいる。「八歳と四歳の子どもを抱えて毎日渋滞の中をバイク通勤。帰りが七時前ってことはないわね。夫はよくソファーでテレビを見ながら寝てしまうし、私は食事の後はひたすら眠いし、色っぽい雰囲気になることなんてほとんどないわ」。出版社勤務のオードレーだ（四五歳）。「でも、今度の休みは夫とふたりでブルターニュ地方へタラソテラピー（海水を使用した一種の湯治）に行ってくる予定。母が子どもたちを見てくれることになってるの」

オードレーのように、時には赤ん坊を親に預け、夫婦で水入らずの旅行に出かけるというのは、フランス人カップルがよくすること。日本だったらそんなことをすると白い眼で見られそうだが、フランスでは夫婦関係を大切にすることは、むしろ高く評価される。親の方も、いってらっしゃい、と温かく見守ってくれる。そうした努力をしなければ、生活の寄る波はカップルの心の岸壁に容赦なく打ちつけ、気づかぬうちに徐々に侵食、疲弊させてゆくことだろう。ミドルエイジのセクシュアリティはことほど左様に複雑であり、時に重い。子どもの成長という牽引力に引っ張られてなんとか夫婦が持ちこたえたとしても、さらに年齢を重ねた時、変化してゆく性への意識とどうやって折り合いをつければいいのだろう、と内心不安を抱える人たちは多いのではないか。生殖というお役目を果たした後は、そこから解放されてもいいのではないか？　と思う人も多いことだろう。

「男性ってのは、いつでもしたい動物なんです。これは、もうどうしようもない事実。いくつになっても変わらない。そういう性なのだから、そこはもう認めて受け入れるしかない」と、断言するのは心理学者のジズレーヌさんだ。七〇代には七〇代の美しさがあると思わず見とれてしまう、老年の円熟を感じさせるマダムである。

「相手を愛しているなら、そして末永くカップルでやっていきたいなら、女性の方である程度の努力は必要でしょう。快楽を求めなくなったらそこまでで、自然消滅は確実です。相手の性欲を認めて、受け止めて、小さな灯でもいいから、消えないようにふたりで工夫して守らないと。諦めてしまってはだめ。からだには自分の知らない可能性があるってことを信じてください。自分のからだの具体的な変化もパートナーに伝えて、ふたりで上手くリラックスするやり方を見つけてほしい」

いまいる伴侶と生涯を共にしたいのなら、やはり双方からの歩み寄りが大切だということだろう。決して簡単なことではないが、それぞれのカップルが、自分たちなりのバランスの取り方を見つけるよりほかにないのだろう。でも、どうやって？

ヒントになるのは、二〇歳年下の彼女を持つある八〇代の男性の証言だ。

「毎日一回は、彼女を笑わせることを日課にしている。朝起きたら、今日は何を言って笑わせようかなって、まず考えるんだ」。その効あってか、いまも慈しみ合いという意味でのセックスは健在だそうだ。

「ふたりの間でユーモアのある会話を持てるかどうか。これは意外に大切な要素。笑うというのは客観化させるということ。笑い合える関係にあるなら、セックスも年齢に関係なく可能なはず」。性問題の専門家（セックスセラピスト）のこうした発言とも符合する。ちょっとした冗談を言って笑い合う心の余裕と相手への思いやり。仕事に子育てにと、なりふりかまわず突っ走っている最中のミドルエイジにそれを求めるのは酷な話かもしれない。だが、余裕がないと言っていまそこをすっ飛ばしたら、後に続く人生で、永遠に手の届かないものになってしまうかもしれない。

そういえば、大衆向け六チャンネルに、『Scènes de ménages』というお笑い番組がある。タイトル名は「夫婦喧嘩」と「夫婦の情景《シーン》」を掛けたもの。二〇一九年に一〇周年を祝った、二〇時台の人気長寿番組だ。一～三分ていどの短いコントを、年齢層のちがう五組のカップルが順繰りに演じる。日常の倦怠を笑い飛ばし、嫉妬や衝突を鋭く突いては笑い飛ばし、夫婦間の駆け引きを笑い飛ばし、老夫婦の諦観、逆に習慣からくる固い結びつきを笑い飛ばす。あれ、うちの夫みたい。うちの姑みたい。いるいる友だちに、ああいうの。あら、私もそうだわ……。

自分を外から眺めて笑い飛ばすユーモア精神は、性で結びつき、時にその性が重い荷物ともなる夫婦の長い共同生活に、これぞ不可欠の知恵かもしれない。ユーモアもひとつの言葉遊びだ。相手に自分の感覚でとらえた現象を一方的に伝えるだけではだめで、相手の反応まで見越して言葉にしなくてはならない。なかなか高度な知的ゲームだといえる。

いまからでも遅くない。ユーモア精神を培って、一日一回、伴侶を笑わせてみよう。恋に落ちた若者どうしは、たいした理由もなく目を合わせて笑いころげるではないか。方向としては逆でも、笑いを誘えば、自ずと笑いについてくるものがあるかもしれない。

合わせる日本人、対話するフランス人

自分の健康は自分で考えるとか守るとか言っても、そう容易なことではない。健康に関する書籍は数多あり、医学の発達はめざましい。ネット上を初め、巷《ちまた》に情報は溢れている。その情報の洪水に辟易して、むしろ途方に暮れている人たちの数は、予想以上に多いのではないだろうか。

ひとつの手がかりとして、冒頭にフランスの婦人科医と患者の関係性を、私自身の体験を例に挙げて語ってみた。対話の中で自分の選択肢を見つけてゆくという方法だ。だが、まったくの他者である医者に、どのように自分の問題を語れるのか。これまた簡単なようでいて、なかなか難しい問題かもしれない。

特に私たち日本人は、学校でも社会でも、「いい子」を演じる教育を受けてきている。書道や茶の湯をはじめ、日本の伝統的文化は、「正しい型」があってそれをまねして受け

継ぐというスタイルの文化だから、オリジナリティなんてものが出てくるのは、ある域に達した者だけに許される特権である。それはそれですばらしい面がある。すべての伝統武芸は「道」の精神に貫かれており、道を極める過程がすなわち生きる極意を探る過程。師匠のまねをするところからすべてが始まる。しかし、まねを繰り返す時期が長いので、いつの間にか、「あるべき型」をなぞるだけで終わってしまう場合もある。そればかりか、なぞることが目的にすらなってしまう。それが「いい子」生産に拍車をかける。

しかも、「いい子」であるためには、回りの空気をさっと読み、状況に合わせるという特殊技能が必須だ。「ノーと言えない日本人」と言われて久しいが、そのよい面も悪い面も含めて、まちがいなく日本人は「ノー」と言うのが苦手である。私も大いに苦手で、いくら長くフランスに住んでも、その習性は身に深くしみついている。

状況がまるく収まることを何より優先するのは、ほとんど本能的な世渡り術として、日本人の遺伝子に組み込まれてしまっている。さらには、マニュアル社会と言われるように、行動パターンがほぼ同じ。というよりも、あるべき理想のパターンをしっかり共有しているので、相手の反応がだいたい予測できるのである。予測できる範囲で、互いを思いやって行動したり発言したりしている。

このように、私たち日本人は相手の気持ちを慮《おもんぱか》る能力には長けているけれど、それは他方で、対立を極度に恐れるという弱点にもなっている。フランス人どうしは実によく言い争いをする。言い争いをしたら、日本人どうしなら「けんか」をしたということになり、傷ついたり、相手を恨んだりする場合が多い。たいてい、その後の関係はとても気まずくなるだろう。

フランス人どうしの場合、けんか腰であっても、「議論」をしただけではその人自身は傷つかない。意見がちがって当然だ、という大前提があるからだ。他人と自分はちがって当たり前。だから、議論が言い争いに近づいても、個人は傷つかないのである。「他」と「自」の区別がはっきりしている。それはつまり、自分とはちがう他人を認める、ということでもある。

もうひとつ言えば、私たち日本人は、自分をさらけ出すのを極端に嫌う。対外的な自分と、だれにも見せない自分と、ふたつの自分を使い分けている。それは、たとえば、本にカバーをかけるという習慣にもよく現れている。

電車の中で、何を読んでいるか周りの人に知られるのがうっとうしい、または恥ずかしいと思う。電車ですれちがっただけの赤の他人に自分の心の中を覗かれるような気がするからだ。その本を読んでいることで、自分がどういうことに興味があるか、どういう人間であるかが暴露されてしまうような気がして居心地悪い。「ばれてしまう」という感覚は、ちょっとした符号によって推測可能という、社会的・文化的な共通認識が互いの間にしっかり横たわっているからだ。

フランスでは、本にカバーなどかけている人を見たことがない。自分が何を読んでいようと他人の知ったことではない。その時たまたま読んでいた本で自分の心の内を判断される、などとはまったく思っていない。他者はあまりに自分とちがう存在であるのだから、それほど気にならないのだ。

他者が自己と同一化しているという意味で、日本社会はロシア人形のマトリョーシカのような構造になっているとも言える。自己が大きさを変えて、幾層にも重なって社会を形成しているイメージだ。お互い「わかり合っている」という前提があって話をするので、対立はハナから排除される。もしも対立が生じたら、それはよほどドラマチックな展開であって、築いてきた関係性がそこで折れてしまう危険性が高い。「ふつう」に戻るにはかなりの時間がかかることだろう。だから、最初から対立を避けるのだ。

フランス人は、いくら大声で言い争っても、それが個人攻撃にならない限りは、次の日はお互いケロッとして握手している。意見がちがって当たり前、ちがうことを恐れない社会だと言える。

その文化的背景を考える時、会話術が、フランス文化にあって非常に重要な地位を占めていたことに留意したい。一七世紀、一八世紀の王宮や文学サロンでは、会話の妙によって知性のひらめきを誇示する、というのがひとつのお家芸となっていた。エスプリが利いていて、下品に落ちず、文学性に富んだ会話術が、暇を持て余している貴族によって洗練され、それに続くブルジョワ階級に引き継がれた。ニュアンスと機知に富んだ会話力によって相手を魅了したり、時に支配したり。会話するための会話、という側面は否めないが、それは言葉を介した羽根つきのような、教養ある人間どうしの間で交わされる知的ゲームであった。この会話術は、ある時期のフランス文学の重要なテーマであったと同時に、今日のフランス文化を深いところで潤す地下水ともなっている。

貴族社会から発生したこの会話術は、しかし、フランス革命によって変貌を余儀なくされた。大勢の聴衆を説得する激しい演説型の話術や、理詰めで丁々発止、意見を闘わせる議論のための話術が台頭してくる。そこでは、分析する、批判する、構築する、説得する、という能力が高く評価された。相手に対して「ノン」と言うだけでなく、どうして「ノン」なのか、論理で攻めて相手を納得させなくてはならない。そこに自分の主張が織り込まれてゆく。

貴族文化に根ざす会話術と、フランス革命から発生した議論を闘わせる作法の両方が、いまのフランスに脈々と息づいている。

日本文化の中では、歴史的に見て、論理よりも感性が優先されてきた傾向がある。学校教育の中で何度も書かされた「感想文」という言い方に象徴されるように、自分の感じたことを言葉巧みに述べるのがよしとされる。その場合、理論展開はどうでもいいとは言わないが、後回しとなる。日本文学の源泉である和歌しかり、俳句しかり、随筆しかり。受け取った印象なり感情を美しい川の流れのように書き留める。感性優先の文化は、相手が目の前にいて即座に反応して機知に富んだ会話の綱渡りをして相手を楽しませるという、フランス風会話術からも、議論や批評の文化からも、かなりかけ離れたところに位置している。

日本の文化の基盤は、相手の言わんとしていることを察してそれに合わせてうなずく、小津安次郎の映画の一場面に象徴されるような、いわば間の文化である。ハーモニーのある「間」は、双方が了承していてこそ生まれるもの。相手を理詰めでやり込めるのは、むしろ失礼にあたる。

和の雰囲気を保とうとする相互作用の中では、当然自分（自我と言い換えてもいい）を消そうとする方向へ力が作用する。二一世紀の今もなお、日本社会には、ということは私たちひとりひとりを支配する倫理作法には、和の雰囲気を壊すことへの忌避感、つまり他者を前に、他者とはちがう自分を主張することの困難さが根強く残っている。私たちはこのことをもっと認識した方がいい。自分の健康を守らなければならない、といった切羽詰まった場面で、対話することへの躊躇が裏目に出ることもあるからだ。

カウンセリングのメリット・デメリット

「私の夫はずいぶん横暴な父親に育てられてね、それで人間関係が苦手なんだと思う。それにね、息子を叱ったりできないの。なんでも息子の言うことはOKしてしまう。それで私との間もぎくしゃくしてしまって……。一度、彼自身がカウンセリングを受けるといいと思うんだけど、男性ってそういうの、苦手なのよね」

と、不動産会社で働くソフィー（四一歳）は顔を曇らせる。最近、落ち着かない性格の七歳の息子を持て余しているのだ。

フランス人の三人にひとりは、少なくとも一度は心理カウンセラーのもとを訪れたことがあるそうだ。女性の方が多く、女性だけに絞るとその率は約三五パーセントとなる。一八歳から二四歳の年齢層では、約三七パーセントの若者がカウンセリングの経験があると答えている（『Psychologie』誌二〇一七年一〇月号）。したがって、心理カウンセラーのもとを訪れることは、なんら特別なことではない。

「息子はこのごろ落ち着きがなくて、やたら攻撃的になったり、ちょっとしたことで泣きわめいたり。学校の先生から、スクール・カウンセラーにアポイントを取ったらどうか、とアドバイスされたの」と、ソフィーは続ける。

子どもの言動にふだんとはちがうなんらかの兆候が見られた時、教師がその道の専門家に相談することを勧めるのは、フランスではよく行われることだ。たとえば両親が不仲だったり離婚したり、弟や妹が生まれたことによる変化があったり、様々な理由で子どもの心が不安定になる場合があるだろう。心の中のもやもやをうまく言葉にできずにストレスを抱え、それが友だちに対する暴力など、なんらかの形を取って表現されることがある。親と教師の間で解決できればいいが、教師の時間も限られているので、必要と判断されれば心理カウンセリングが勧められる。公立学校には、幼児学校の時点から、学校つきの心理カウンセラーが配置されている。とはいえ、ひとりのカウンセラーでいくつもの学校をかけ持ちしているので、保健室に出向くように気軽に会えるわけではない。アポイントを取る必要がある。

フランスで心理カウンセリングを受けることが一般化した背景をさかのぼれば、小児科の医師であり、児童精神分析の分野で活躍したフランソワーズ・ドルト（1908〜1988）の貢献を挙げないわけにはいかない。

ドルトは、フランスでフロイトの精神分析学を発展させたジャック・ラカンの元で学び、ラカンとドルトは「フランス精神分析学に続く世代にとって、親のようなカップルを形成した」とも言われる。自ら三人の子を育てながら、問題を抱える子どもたちの精神分析治療に専念した女性である。児童精神分析に関する著作は数え切れないほどあり、親子関係へのアプローチに革命を起こした人、と言っても過言ではない。

一九七六年、子育て相談に答えるラジオ番組が爆発的人気を博し、ドルトは一躍有名人となった。毎回、視聴者から届く子どもに関するさまざまな質問に、ドルトは平易な言葉で明快に答えた。きょうだいが生まれることを、どうやって子どもに伝えたらいいか。子どものわがままにどう対処したらいいのか。お尻をたたいていいのか。学校に行きたがらなかったらどうしたらいいのか。

母親たちは、ドルトの言葉に励まされ、勇気づけられ、我が子と向き合う姿勢を根本から考え直させられた。「精神分析学者たちは象牙の塔にこもっていてはいけない」というのがドルトの持論で、ドルトは専門的な難しい言葉でなく庶民レベルの言葉で、どうやって問題を捉えたらいいのか、どう対処するべきなのかを説いた。ラジオという媒体を通して精神分析を一般の人々の手の届くものにした立役者だった。しかも、彼女自身が母親。その人気は「ドルト世代」と呼ばれる世代を生んだほどだ。まさに、当時のすべてのフランス人のおばあちゃん的存在であった。

ドルトの有名な言葉に、「子どもはひとつの人格である」というのがある。今でこそ当たり前のように思えるが、時代は七〇年代、子どもに対する革新的なまなざしであった。

ドルトは、赤ん坊の時点から、赤ん坊に言葉で語りかけることの重要性を説いた。彼女によると、「ありとあらゆるものが言語活動」なのである。つまり、仕草も視線も含めて、あらゆる身体表現が「言語」であり、それをじっくり観察して実際の「言葉」につなげることが、精神分析の仕事だと言うのだ。少々乱暴な要約の仕方になるが、精神分析が「無意識の領域」を扱う以上、子どもも大人も「無意識の領域」は同じように持っており、子どもだから「わからない」ということにはならない。言葉にして誠実かつ明確に語りかければ、子どもだって「わかる」のである。こう言って、ドルトはいわば子どもを「半人前」から「一人前」に格上げし、子どもの社会的地位を引き上げることに貢献した。

後には、ドルトの言葉を盲目的に信奉した世代が子どもの言うことに振り回されすぎて子どもを暴君にした、というような批判が噴出した時代もあったが、時代のアイドルというのは、いつか批判を浴びる時期があるものだ。少なくとも、ドルトは五月革命が性を解放したように、家族という閉鎖空間、また家庭という密室に風穴を開け、ラジオという武器を使って精神分析のあり方にも風穴を開け、最もプライベートな分野の問題を社会に開かれたものとして提示することに成功した。そういう意味で、フランス現代社会に多大な貢献を果たした人物である。

子どもの問題、家族の問題、夫婦の問題をラジオのような媒体で言葉にし、公けに語ることが許されるのだ、と人々は驚き、目を見開かされる思いだった。そうした流れの中で、七〇年代から八〇年代にかけて、精神分析学や心理学のカウンセリングへのタブーが一気に払拭されたと言える。庶民が正面から自分たちの性の問題を語る趣向のテレビ番組が登場したのも、八〇年代であった。

そういえば、私がフランスで暮らし始めた八〇年代、それほど親しくない近所の人が、再婚家庭であるとか、パートナーの子どもを育てているとか、自分の家庭の事情をなんの躊躇も衒《てら》いもなく道端でさらりと語るのにびっくりした経験がある。取り繕ったりせず、ありのままを語る。家族のあるべき姿があって、そこからはみ出ていると臆して語れない、という意識はまったくなくて、それぞれの家族の形があってそれでいいのだ、という社会認識が行きわたっていることを強く感じた。そのあたりの事情は、九〇年代に『フランス家族事情』にまとめたので、参照にしていただきたい。

ここではフランス人と言葉の問題に焦点を絞りたい。

「心理学カウンセリングを始めて、もう一〇年になるかしら。乳癌を患った三年前からは週二回のリズムで通っている。そう、二回も。けっこうな負担だけど、私にはまだまだ必要なの。病気になるまでは、母親と自分の関係をずいぶん分析したわ。私の母親はとっても身体が弱い人でね、いつも病床に伏せているような人だった。子ども心に、いつお母さんの病気が悪化するか、心配で心配で仕方なかった。お母さんの具合が悪くなると困るので、いつもいい子でいなくちゃいけなかった。自分がこうしたい、ああしたい、なんてわがままはとても口にできなかった。それに、お母さんの調子が悪くなると、それはなんだか自分のせいみたいで罪悪感にさいなまれたの」と語るのは、五〇代半ばにさしかかる、グラフィック・デザイナーのオディールだ。

「そんな自分の深層意識と向き合うのに、ずいぶん時間がかかってしまったわけ。私の病気も、母の容体をいつもはらはらと見守っていたことと関係あるんじゃないかって、カウンセリングを進めるうちに思うようになった。これからまだしばらく、乳癌手術に伴う検査が何年も続くわけだけど、私は人一倍病気に対する恐怖心が強いの。それに打ち克つためには、やっぱり、私にはまだカウンセリングが必要だわ」

他者に言葉で居心地悪さや苦悩や不安を語ることで問題点を明らかにし、自分の本来の姿を探りつつ心の安定を目指すカウンセリングは、いまや大人にも子どもにも広く使われている療法である。それは心のバランスだけでなく、身体のバランスにも効果をもたらす療法だと言える。

しかし、オディールの同僚のイザベルはこう言う。

「オディールは心理カウンセリングに頼りすぎだと思う。彼女はカウンセラーに絶大な信頼を置いていて、カウンセラーを理想の生活を実現している女性のようにあがめているの。あれは危ないわ。だいたい一〇年も続けていて、いまだ堂々巡り。癌検診を先へ先へと延ばしているでしょ。一種のカウンセリング依存で、端から見ていて決していい方向へ行っているとは思えないわ。私も大失恋した後の数年、カウンセリングを受けていた時期があるけど、ある時、区切りをつけたわ。時期が来たら自分の足で歩き始められなかったら、いくらカウンセリングを重ねても意味ないんじゃない？」

イザベルが言うように、たしかにカウンセリング依存に陥ってしまっては困る。自分が語ることに陶酔し、分析に自己満足してしまい、かえってカウンセリングが自分の足で動き出すことを妨げる結果になってしまったら、カウンセリングが成功しているとは決して言えないだろう。言葉で自分を表現することで心の問題を解決しようとすることにも、限界はあるのかもしれない。問題のありかを突き止めた先に、自分が何を望んでいるのか。言葉をばねに、言葉を超えた「動き」が生じるには、何かまた別の力が必要なのかもしれない。

第 2 章

日本とフランス、その現代的病因と対処法

父親の参加度は高いけれど――女性たちの精神荷重

イネス、マルゴ、サラ、ナディア、ヴェロニック……。私の小さな指圧施療室に通ってくる女性たちのだれもが、布団の上に身を放り出すと、フーッと大きく息を吐く（施療は診療台ではなく畳に敷いた布団の上で行われる）。

「あー、この時間だけは少なくとも私の時間！」と、思わず声にする人もいる。みな思いは同じだろう。二〇～六四歳のフランス女性の約七割は仕事を持っている。教師、建築会社経営、医者、出版社勤務、秘書、家政婦……。さまざまな職種の女性たち。もちろん専業主婦もいる。仕事と家事と子育て、親の介護など、二役も三役もこなす女性のたいへんさは、フランスであろうと日本であろうと同じだ。

「もちろん、夫の収入の方が多いし、夫の方が遅く帰って来るし、私の方が家事を多く負担しても仕方ないと思う（注：フランスの女性の給料は平均して男性の約一八・五パーセント低い）。

でも、日常のすべてを取り仕切るのって、本当にたいへん！　買い物や食べることはもちろん、子どもを医者に連れて行く、音楽教室に連れていく、宿題を見る、学校の持ち物点検、それに加えてヴァカンスの計画も手配もその荷造りも、ぜーんぶ私がしている……」

マルゴ（三八歳）は小学校の教師だ。子どもが三人。分刻みのスケジュールで、仕事と家と子どもたちの生活を切り盛りしている。

ナディア（五九歳）は、今にも倒れそうな面持ちでやってきた。「心臓のあたりに圧迫されるような感じがあって、頭も痛い」。聞けば、老親の世話をめぐってきょうだいとの間でいさかいがあり、ストレスがたまっている様子だ。精神科医という、ただでなくてもハードな仕事を抱えている上に、母親は一番近くに住んでいる彼女に時間を問わずＳＯＳの電話をかけてくる。昨日は、父親を歯医者に連れて行ってくれと電話があった。仕事をキャンセルして時間を作らねばならない。それなのに、妹はこの週末スキーに行くらしいと、もうひとりの妹から情報が耳に入ってナディアの神経を逆撫でした。時々、孫の世話も手伝う。週に一度は家政婦が通ってくるし秘書もいる身であるが、責任ある仕事を抱えて大きな家を切り盛りするのはたいへんな労力を必要とする。あれもしなきゃ、これもしなきゃ、あの人に電話をかけ忘れていた、アポイントを調整しなきゃ……。いつも何かに追われている。夫がするのはゴミ出しくらい。頼めばいやな顔をせずやってくれるし、子どもたちにとってはいい父親なのだが……。

フランスの父親たちには、三日間の出産休暇のほかに、二〇〇二年から、一一日間の「父親出産休暇」というのが認められており（ふたご以上の場合は一八日間）、多くの男性が引け目を感じることなく計十四日間の休暇を取り、子どもの人生のスタートに母親とともに立ち合っている。その率は約七割だ。さらに二〇二一年七月からは、この十四日が倍の二十八日に延長される予定だ。

保育園や幼児学校（日本の幼稚園に当たる）では、送り迎えをする父親の姿がふつうに見られる。週末、大型スーパーで買い物する父親たち、保護者会に出席する父親たち、料理をする父親たち、子どもとスポーツする父親たち。フランスの父親たちが、父親として日常生活の中で子どもに関わろうと努力しているのは明白だし、現代のパパは、パパであることを十分に楽しんでいる。しかし、それでも……。

「精神荷重（charge mentale）」という言葉が、三年くらい前からポピュラーになった。もともとフェミニストたちによって使われていた言葉だが、二〇一七年、漫画家エマが、女性と男性の家事に対する観念や対処のちがいを、スパイスの効いた漫画で巧みに表現したことから一般に広まった言葉だ。

「精神荷重」とは、料理を作るとか洗濯をするとか、個々の家事の負担を指すわけではなく、あれもしなきゃこれもしなきゃと、「しなくてはならない数々のこと」に思いを巡らせ、計画を立て、決断のために頭を悩ませることに対する精神的負荷を指す。仕事場であったら、プランナーとして、これだけで立派なひとつの能力である。

二〇一五年の統計だが、フランスの女性が一日に家事にかける時間は一八三分、育児に九五分で、計四時間三八分。男性は一〇五分と四一分で、計二時間二六分。時間を比べるだけでも、女性は男性の二倍の時間を家事に割いている。ここへ精神荷重をプラスしたら一体、何倍になるのか。女性たちはこの見えない精神荷重を背負ったまま、職場でも仕事をこなしている。リュックを背負った人間と手ぶらの人間が、同じ仕事をして競ったら、成果に差が出るのではないだろうか。または、差が出ない努力をするとしたら、そのために並々ならぬエネルギーを必要とするのではないだろうか。

エマの漫画を覗いてみると、男女間の落差が手に取るようにわかる。

食器洗いをしている妻が発する不機嫌のオーラを察知して、夫がこう声をかけるのだ。「手伝おうか?」。妻は心の中で、「なにも皿洗いを手伝ってほしいわけじゃないわよ……」

と呟く。周囲を見渡せば、まだ中身を収納場所に収めていない大きな買い物袋が床に置きっぱなし。赤ん坊のよだれかけも落ちており、子どもたちが遊んだ後のレゴが散らばっている。調理台の上は食べ物のカスだらけ。もし女友だちであるあなたがその場にいたとしたら、きっとさっと台を拭き、レゴを拾い集め、よだれかけを洗濯カゴに放り込み、この野菜はどこに収納すればいいの？　と聞いてから片づけるのではないだろうか。

「皿洗い、替わるよ」と申し出る夫に、妻はイライラしながら、「いいわよ！」と返答してしまう。すると夫はこう答える。「あ、そう。じゃ、メールでもチェックするか」

漫画にして見せられると思わず笑ってしまうのだが、日常の中でこうした経験を繰り返し、果ては怒りを爆発させた女性は少なくないだろう。

家事を分担していますか、という質問に多くの男性が「している」と答える。多くの場合は女性側が「お願い」、時には「命令」を発してのこと。頼めば、思いやり溢れる夫は、「はい、かしこまりました」とばかりにやってくれる。しかし、これでは女性の精神荷重は少しも減らない。「お願いすること」自体が、まさに疲れることなのだ。そこをわかってくれる伴侶はなかなかいない。言わなくてもやってくれなければ、本当の意味で分担していることにはならないのだが……。

男性が気づいてくれないというのは、性差なのか、教育なのか。これはまた別の議論になるのでここでは深追いしないが、家事における男女平等の成り立ちにくさは、女性の自立が進んでいるフランスといえども深刻である。女性たちは目に見えない精神荷重の重みにあえいでいる。

産休・育休を駆使して闘う女性たち

東洋医学でいう五臓は、肝、心、脾、肺、腎を指す。西洋医学でいう解剖学的な意味での臓器とは微妙にずれている。特に「脾」は、脾臓という臓器を指しているわけではなく、消化吸収にかかわる臓器全般を網羅する概念で、「脾」は食べ物から「精」を抽出して、それを全身に巡らす大事な役割を負っている。「精」は体を養う栄養素と捉えればいいだろう。「脾」は、血を全身に巡らし、調整する役目も果たしている。

ひ弱いという表現があるが、この「ひ」は「脾」だと言われる。食べ物が吸収されず、血が順調にめぐらないと、健康は保たれない。臓器としての脾臓も、血液の生成や免疫システムの維持にかかわる小さくも大事な臓器であるが、東洋医学の「脾」はもっと概念が広くて、これが働かないと生気が失せてしまうというような生命の根幹にかかわる五臓のひとつなのである。

また、東洋医学では身体と精神を切り離すことなく、怒、喜、思、悲、恐の感情が、五臓の機能や活動と密接にかかわっていると考える。「脾」に直結する感情は「思」であり、何かを慮り、心配すぎると「脾」の「気」を傷つける。不思議なことに、フランス語に「自分の脾臓を煮る」というおもしろい表現があるのだが、これは、何かが心にかかって心配で仕方ない状態を指す。脾臓と心配事がどこでどうつながったのだろう。西洋の日常観察から生まれた表現が、偶然にも東洋医学の論理につながるところが面白く、ある意味、神秘的ですらある。

さて、どうして脾臓の話を持ち出したかというと、我が指圧の師匠ベルナール・ブエレ氏が説くように、「脾はお母さんの臓器」だからだ。母親というのは、いつも日常のあれこれに同時に気を配り、子どものそれぞれを心配し、日常のこまごまに気を配っている。フランスの女性たちも、日本の女性たちも、「自分の脾臓をぐつぐつと煮込んでいる」ことに関しては同じ立場にあるのだ。煮過ぎて「脾」の「気」を傷めないよう、注意しなくてはいけない。

フランスの場合、基本的に産休は出産前に六週間、出産後に一〇週間である（日本は六週間プラス八週間だから、それほどの差があるわけではない）。ただし、三人目の子どもになると、出産前八週間、出産後に一八週間と延長される。

育児休暇の方は、一人目の子どもの時は子どもの一歳の誕生日前までに、それぞれの親が半年ずつ取ることができるが、三歳前までに時期をずらして取ることも可能だ。二人目、三人目の子どもの場合は、一方の親が二年間、もう一方の親が一年間という形で分担するという条件で、子どもが三歳になるまでに取ることができる。ちなみに、養子をもらった場合にも、育児休暇は有効である。養子であろうと実子であろうと、新たな家族を築き、絆を確かめるために必要な時間と捉えられている。

ご想像のように、フランスでも男性の側が育児休暇を取るケースは少なく、二〇一三年の国立統計経済研究所（INSEE）の発表によると、わずか一二パーセントの父親が、勤務時間を減らしているのに対し、五五パーセントの母親が仕事をやめるか、勤務時間を少なくして育児に当たっている。

仕事を続ける女性の場合、産休は最大限利用し、ヴァカンスの権利もしっかり行使して、出産後の一〇週間にヴァカンス五週間分を足して、出産直後に約三ヶ月の休みを確保する、というのが一般的だ。

私の知る若いカップルは、どちらも高級ホテルで働く料理人だが、出産を機に、妻は昼間のシフトで、夫は夜のシフトで働ける職場を探し出した。ウィークデーはどうしてもすれちがってしまう。朝は夫が子どもを保育園に連れて行き、夕方のお迎えは妻が仕事の後にこなしている。このように、対等に子育てにかかわるカップルもいないわけではない。しかし、夫が協力的だったとしても、母親が子どもを抱えてキリキリ舞いしているのが大方の現実だろう。

ソランジュは四〇歳。小さな建築会社を経営している。下の子が生まれてから、夫婦関係がきしみ始めた。夫と同じように稼いでやりがいのある仕事に打ち込んでいるのに、家事や育児の負担はソランジュの肩にかかってくる。私の施療室に最初にやってきた時のソランジュの「脾」は、ほとんど煮詰まり状態だった。

下の三歳の女の子を幼児学校に送る、または迎えに行くというようなことは、夫も同等にしてくれる。しかし、先のマルゴ同様に、子どもが病気になった時の対処、医者に電話して予約を取る、医者に連れて行く、ベビーシッターを見つける、また、幼児学校の先生から呼び出しがかかった時の対応や、いつ洗濯機を回すとか、そうした生活のこまごまは全部ソランジュが仕切らなくては日常が回らない。全部こなせずに爆発しそうになる。そうすると夫は不思議そうな顔をして言う。「頼んでくれればやるのに……」

私は単に男性たちの無神経を非難したくて書いているわけではない。家事にまつわる男性と女性のストレスのあり方に、あまりに大きな差があることを指摘しているだけだ。そのちがいを認識することは、対応策を練る上でも大いに役立つだろう。まずは現状を把握すること。そして、ちがいを知った上で、双方が歩み寄り、思いやりを形にすること。

つい先日もラジオで、*Cœur et Travail*（心臓と仕事）という共著をまとめたベルナール・ピエール医学博士が、女性は家庭と仕事と子育ての三つのストレスを抱えているため、どうしても心臓への負担が大きくなると語っていた。ストレスという言葉で一括するにはあまりに女性特有の、家庭内における「精神荷重」というものが、国や文化を超えて女性たちの心臓への負担を増していること、さらには「脾」を蝕んでいることが、私の小さな施療室でもひしひしと感じられる。

フランス公衆衛生局（Santé Publique France）の二〇一九年の報告によると、一九九〇〜二〇一八年の二八年間に、男性の癌は六パーセントていどの上昇だが、女性の癌は四五パーセントも上昇している。女性に限った場合、最も上昇率が高いのは肺癌だ。フランスで女性の肺癌がこれほど増加したのは、女性解放が進んだ後、女性の喫煙率が増加したことが大きな原因と見られている。女性特有の複雑なホルモンバランスが災いして、女性は男性より喫煙の被害を受けやすいからだと専門家は分析している。

一方、女性が最もかかりやすい癌は、乳癌である。癌による死亡例の中でも、乳癌の割合が最も高い。一九九〇年に比べると、数が二倍近く跳ね上がっている。指圧施療にやってくる患者さんの中でも、七〇歳前後の人の多くが乳癌を経験している。

「ピルのお世話にもなったし、ホルモン充填治療も受けたし……」と、スチュワーデスだったアリーヌ（七四歳）は呟く。実際、乳癌が増加している世代は、七〇歳前後が最も多く、経口避妊薬やホルモン治療を、科学の進歩として手放しに受け入れてきた世代に合致する。もちろん、原因はそれだけでなく、ホルモンバランスを崩す化学物質に囲まれて暮らしていることも大きな原因のひとつだろう。不規則な生活を送り、昼と夜が逆転することでもホルモンバランスは崩れる。喫煙、アルコールや肥満も大きな要因となる。環境と生活習慣の影響は指摘される通りである。

ところで、日本人に多い死因はというと、上から癌、脳溢血や心臓発作などの脳心臓血管障害、そして老衰や肺炎、だそうだ。フランス人の場合も、二〇〇〇年には、まだ脳心臓血管障害が癌を上回っていたのだが、いまや癌がトップに躍り出て、だいたい日本と同じ状況である。現代病の帝王とも言える癌の治世下にあっては、コロッと潔く死ぬのはなかなか難しそうである。

私の小さな施療室にも、癌に代表される「現代病」の傾向は忠実に反映されている。最近多いと実感しているのが、子宮内膜症の悩みである。癌ほどは話題にならないが、女性の間に静かに広く根を張る現代病のひとつだろう。

日本では月経のある女性の六〜一〇パーセントくらいだそうだが、ヨーロッパはずっと多く、フランスでは約一五パーセントの女性が子宮内膜症で苦しんでいるという。この差はどこからくるのだろう。体質だろうか。食べ物だろうか。一般に、出産回数が減って、子どもを五人、一〇人と産んでいた世代に比べて月経の数が格段に多いことと関係していると言われるが、二〇歳くらいの若者にも多い。

まだ二一歳のジョアナもそのひとりだ。「生理が近づくと学校にいけないほど辛かった。いまはホルモン剤で生理を止めているのでだいぶ楽になっている。ただ最近、ピルを飲み続けていると癌を引き起こす確率が高いっていう記事を読んで、不安で不安で……。ピル以外の方法はないものかしら」と、心配そうだ。

ほかに中高齢者に多いのが、甲状腺異常だ。傍目にはそうとわからない病気だが、聞けば薬を飲んでいるという女性たちは驚くほど多い。甲状腺異常の薬はごくごく微妙な匙加減で症状がやわらいだり、ひどくなったりするので、各自に合った薬の量を見つけるのがひと苦労だ。患者の立場としては、医者の対応の遅れにイライラさせられることが多い病気である。

さらに気になるのが、多発性硬化症の上昇である。免疫系が自己免疫を攻撃してしまうために起こるといわれている神経系の病気で、フランスに一〇万人いるといわれる患者の、なんと四人に三人が女性である。三四歳のレイラもそのひとり。「一週間前から下痢と腹部の痛みが激しくなって……」と、一年に何度か施療室に駆け込んでくる。症状はさまざまだが、レイラの場合は、日常的な疲労感やめまい、手足の痛みや麻痺、腹部の痛みや下痢である。体調のせいで、撮影用メーキャップの仕事をキャンセルしなくてはならなくなることがたびたびある。有効な薬はない。都市生活者に多く、これといって治療法が確立していない難病である。

多発性関節炎も自己免疫疾患のひとつに数えられる。関節部位の炎症があちこちで起こる病気で、やはりこれといった治療法がない。私が指圧施療を学んだ学校では、多発性関節炎の患者の市民団体と提携して、生徒たちが無料奉仕で定期的に施療している。炎症は東洋医学でいう「熱」だ。病気が根本的に治るわけではないが、指圧で「熱」を取ると痛みがやわらぐと、患者さんたちは喜ぶ。その証拠に、みな定期的に通ってきている。

最後にもう一つ、増加の一途を辿る現代病を挙げるとすれば、鬱病だろう。精神的な病ではあるが、藁にもすがる思いで施療室を訪れる患者さんは少なくない。女性の患者数は男性の二倍といわれる。男性は自分を鬱だと認めない傾向があり、医者にかからない人が多いからだという。効率主義が行き過ぎた職場でバーンアウト（燃えつき症候群）に追い込まれ、その結果として鬱状態に陥る女性が多いようだ。

警察署で事務を担当するサンドリーヌ（三六歳）が初めて施療にやってきた時、制御できない脚の震えに困り果てていた。話しながら涙がわけもなく溢れる。バーンアウト寸前なのは明らかだった。施療を続けて支援しながら精神科医の治療も受けてもらって、彼女は少しずつ立ち直っていった。

癌から鬱まで、ここに挙げた病気はどれも、環境と生活習慣が色濃く反映されているという意味で、現代病のひとつに数えていいだろう。いまさら言うまでもないが、偏った食事と持続的ストレスと生活リズムの崩れ。その三つが現代病を引き起こす温床をつくっているのは明らかだ。

多くの食べ物が農薬などの化学物質で汚染され、加工品は添加物漬けになっている。スーパーへ行けば、加工食品や甘味飲料のオンパレード。自分で素材から料理をする時間がないからつい出来合いのものを食べてしまう。環境ホルモンに汚染された水道水も不安だ。健康とは、からだのホメオスタシス（恒常性）が保たれている状態である。このホメオスタシスを保つために微量だが欠かせないホルモンや神経伝達物質の微妙なバランスが、私たちが体内に取り込んでいるこうした化学物質の影響を受けて、少しずつ狂ってゆく。

薬もまた、食べ物と同じように私たちが意識的に体内に取り入れるものであり、使いようによっては毒となる。二〇〇〇年代、糖尿病の薬が痩せ薬として使われ、多大な健康被害を生んだメディアトール（Mediator）の薬事事件は、フランスだけでなくヨーロッパ中を揺るがした。フランスで二〇一〇年に発覚した、豊胸シリコンバッグによる健康被害も惨憺たるものだ。甲状腺異常を持つ患者たちが怒りを爆発させた二〇一七年の甲状腺ホルモンの薬レボチロックス（Levothyrox）にまつわるスキャンダルは薬への不信感を増大させた。ドイツの製薬会社メルクは、患者たちに愛用されていた旧薬の代わりにレボチロックスを市場に投入。この新バージョンが多大な副作用を引き起こし訴訟問題に発展した薬害事件である。製薬会社と医者の癒着問題もある。何を信用したらよいのか。私たちはアンテナを十分に張って、自分の健康を自分で守る覚悟が必要である。

生活環境はどうかというと、ますます夜型へ移行している。インターネットの影響は言うまでもないだろう。睡眠はムダな時間であるかのようにないがしろにされている。からだが受けたダメージは睡眠の間にしか修復されないのに、その時間をしっかり取らなければ、からだへのストレスは解消されずに蓄積されてゆくばかりだ。

目は昼夜を問わず酷使され、携帯という名のリードにつながれたペットのように、私たちは電車に乗っている間ですら、外の風景を眺めてぼんやり脳を休めることをしない。脳はいつもデジタル刺激を受けて興奮している。しかも、社会全体が時間の有効利用ばかりを追求し、仕事場から余裕や余白というものが消えてしまった。すべては極度に管理され、失敗や批判を受けるのを恐れてか、いっそうマニュアル化が進む。個人の勘や創造性といったものはますます排除される傾向にある。バーンアウトに陥る人が増えて当然かもしれない。

このままでいけば、今後も現代病のリストはどんどん長くなってゆくだろう。パソコンの青白い光にいのちを吸い取られながら一日中座り続けて仕事をし、強力な磁場を発するスマートフォンを寝る間も肌身離さず、そうした生活環境と生活習慣に疑問を抱くことさえしないとしたら、次の世代には一体どんな病理が現れてくるのだろう。

心は心理学で、体は薬で、の危うさ

医者の不養生、とはよく言ったものだ。アンリ（六一歳）は食事の時間もなく、日夜身を粉にして働いている。自分の診療所で町医者として患者を診るほか、往診にも出かけ、さらには二ヶ所の高齢者養護施設の担当医を務めている。

「仕事の虫でね、患者がいる限り、勤務時間を過ぎても絶対ノンとは言わないのよ。本当に患者思いのいい医者だわ」と、妻のマリはため息をつく。

「昼休みなんて取らないし、食事の時間もない。この頃はパイナップル・ジュースに凝っていてね、毎日パイナップル・ジュースを飲んでるの。昼間はほとんど食べない。夜は出来合いのピザなんかをチンして胃に流し込む。これで医者なんだから、呆れるわよね。私の手料理？　もちろん、私は自分のために健康的な食事を毎日せっせと作ってるわ。でも、アンリは野菜料理や魚とか好きじゃないの。もう四〇年近くいっしょにいて、すっかり諦めたわ。患者にたっぷり薬を処方するだけじゃなくて、本人自身も胃薬や頭痛薬をいくつも飲み下して、朝早く出かけて行くわ」

食生活はいい加減、不調を薬でごまかし、睡眠も十分でない。そんな生活を続けていて大丈夫なんだろうか。ご本人は医者なのだから、意見するのは気がひけるというものだ。幸いフランスにはヴァカンス制度があるので、マリがほぼ強制的に一年に二回、一週間から二週間くらいの長期休暇に連れ出す。昨年はたしかヴェトナム旅行とケニア旅行を夫婦で楽しんできたはずだ。だが、そんな遠くまで出かけなくても、と私は思う。かえって気候の変化や時差で疲れてしまうのではないか。

フランス人と薬の関係は中途半端ではない。犬も歩けば棒にあたると言うが、フランスの街を歩けばあらゆるところに薬局がある。医薬分業なのでそれは当然かもしれないけれど、二〇一〇年代まで、フランスはヨーロッパ一、薬の消費量が高い国ということで知られていた。特に、抗生物質と精神安定剤の消費が高い。一九九〇年代には、医者に行けば、ちょっと熱っぽかったりすると自動的に抗生物質が出されていた、と言っても決して大袈裟ではない。それは、九〇年代に子育てしていた私の実感でもある。患者側の責任もある。医者が薬を出してくれないと不安だ、という人が多いのだ。

二〇〇二年、政府は「抗生物質は自動的に処方されるものではない」という大々的なキャンペーンを張って、抗生物質の効果的な使い方を説き、消費量を抑えようとした。それから二〇年あまり経ってようやく、抗生物質の乱用はかえって健康を害するという認識が定着してきた。抗生物質を乱用すれば、バクテリアは抵抗力をつけ、新たな病を生んでしまう。院内感染をはじめ、抵抗力をつけたバクテリアによって引き起こされる病気が、いまや大きな問題となっている。抗生物質ひとつを例にとっても、人々の生活習慣を変えるには、一〇年、二〇年くらいの時間が必要だということがわかる。

フランス医薬品安全局（ＡＮＳＭ）の報告によると、いまなおフランスにおける抗生物質と精神安定剤の消費はヨーロッパ諸国の中で平均を上回る高さを維持している。健康保険でカバーされるのでお金がかかっているという実感がなく、医者の側も患者を安心させるためにさほど必要性がないのに処方してしまうという悪循環。しかも、生活習慣のちがう様々な民族が共存し、それなりにストレスの高い社会であるため、不眠や鬱に悩む人が多いという理由も挙げられるだろう。

私たちは抗生物質をはじめ、さまざまな医薬品のお世話になっている。いまさら言うまでもないが、その進歩は西洋近代医学の賜物である。

フランス医学史上に残る研究者として、ルイ・パスツール（1822～1895）がいる。生化学者で細菌学者、実にさまざまな発見をした偉大な研究者である。中でもワクチンによる予防接種によって感染症を防ぐ方法は、彼の大発見である。低温殺菌法というのを発見したのも彼だ。

パスツールの名を挙げたら、近代細菌学の開祖と言われるドイツのロベルト・コッホ（1843～1910）の名前も挙げておかないといけない。コッホは細菌培養法を確立し、コレラ菌や結核菌を発見した人だ。私たちはさまざまな微生物に囲まれて生きている。時に、その作用で病気になる。今では当たり前に思えることだが、一九世紀まで、その因果関係がわかっていなかったのだ。この細菌学の知識が病理解剖学と結びついて、西洋近代医学は飛躍的に発達するのである。

近代医学の発達が、人類の寿命をここまで伸ばしてきたのは紛れもない事実である。私たちは日々その恩恵を受けている。パスツールやコッホを開祖とする感染症の治療を出発点とした近代医学は、薬やワクチンを武器にして病と闘う。ワクチンで身を守る一方、病気にかかると医者に行き、薬をもらい、原因となっている細菌ウィルスを撃退しようとする。もちろん、今回地球規模の疫病として広がった新型コロナウィルスのように、なかなか制御できないものもたくさんある。薬やワクチンですべては解決できない。

しかも、西洋において、医学の歴史的経緯からも、体と心（精神）は切り離されて捉えられている。体は薬で、心は精神分析や心理学のカウンセリングで治すのが西欧における治療の一般的なあり方である。加えて、ＡＩを搭載した最新の医療機器の発達により、体内で起こっていることが手に取るようにわかるようになった。医学の目覚ましい発達は今後もさらに加速するだろう。

しかし、である。医学の歴史をさらに遡ると、西洋近代医学以前にも医学は存在した。そうでなかったら、人類はとうの昔に途絶えていたかもしれない。人類はいつも何らかの形で病と闘ってきたのであって、寿命の長短はともかく、病をどう捉えてどう対処するかを考える「近代西洋医学以前の医学」もまた存在したのである。

世界三大伝統医学として、中国医学とインドの伝統医学アーユルヴェーダ、そして西欧ではユナニ医学と呼ばれるものがあった。

医学の父と言われる古代ギリシャのヒポクラテスの名は誰もが知るところだが、ユナニ医学は、古代ギリシャに始まる医学がアラビアに渡って発展したもので、一一世紀にエルサレムに進行した十字軍を通じてヨーロッパへ逆輸入されたと言われる。中世からルネッサンス期までは、このユナニ医学が行き渡っていた。

ヒポクラテスが唱えた四体液説が理論の基盤となっており、体液の調和が崩れると病気になるとされた。環境や生活習慣が病気の原因であり、患者の気質や体質に応じて食餌療法が勧められたり、生薬が処方されたりした。「処方」はあくまで人間の自然治癒力を引き出す手助けであり、発熱とか化膿とかいった症状も、すべてが治癒の過程であるとみなされていた。中国医学やインド伝統医学と同じく、その人の全体を観るホーリスティックな医学である。

私たちは、西洋近代医学以前は蒙昧な時代であって、医学らしい医学は存在しなかったと思っている。もちろん、とんでもない治療が行われることもあった。しかし、人類は長いこと経験や観察に基づいて健康を考えてきたのであって、身体をバラバラに分断して「心臓外科」とか「泌尿器科」とかで区分けし、化学薬品に頼るいまの医学はむしろ特異な「医学」の形だと言えるかもしれない。

実際、医薬品に頼ったいまの医学は、たとえばインドのような人口が多くて貧しい国には適応しないと思われる。フランスの健康保険機関の赤字は五〇〇億ユーロ以上と巨大だが、ましてやインドのような国で、費用のかかる薬品で十三億を超える貧しい人民の健康を守るのは現実問題として難しい。インドの伝統医学が、国民の「それなりの健康」を守って生きてゆくための手段として、今後さらに見直されるのではないだろうか。

西欧諸国の人々にしても、西洋近代医学の恩恵を受けている日本にしても、いまの医学のあり方に居心地悪さを感じている人たちは多いことだろう。それは、一九世紀にヨーロッパが、伝統医学から自然科学へ急カーヴを切ったがゆえに置き去りにされてしまった「何か」に由来する。

本来、健康を考えるということは、どうやって生きたいか、を考えることである。治療とは、妨げとなっているものを取り除いて、その人を十全に生かすことである。

何世紀もの間、イスラム文化圏やヨーロッパで教科書として使われてきた『医学典範』を書いた、イスラム世界を代表する知識人イブン・スィーナー（980〜1037）は、健康を医学の問題とだけ捉えることはせず、哲学の問題としても捉えていた。

私たちは今後、ますますテクノロジーに支配された社会を生きてゆくことになる。からだのことになどかまっている暇もなく、機械が発する磁場や周波数の影響下におかれた、人類がかつて体験したことのない環境の中で生きてゆくことになる。しかも、超高齢化社会に突入している。さらには、海や山は放射能をはじめ様々なもので汚染されてしまっており、母なる自然にさえ、かつてのような全幅の信頼を置けない。効率と利潤追求のスピードはますます上がり、社会全体のストレスは高まる一方だ。

そんな中で自己の統一体を保つには、伝統医学にあった全体観の視線を取り戻すこと、少なくともそうした視線を西洋医学と共存させることが急務になってきているのではないだろうか。

ヨガ、瞑想法、鍼、指圧、アロマetc.

自分の健康は自分で守らねばならない。そう気づいた女性たちは自分のからだを自分の手に取り戻そうとしている。いのちに近い性である女性たちは、危険を察知するアンテナの感度も敏感である。では、具体的に何ができるだろう。パリの中心にあるリュクサンブール公園では、日曜ともなると、息をひとつにして太極拳の優雅な動きに集中する人々の姿がある。コルベール宰相の館があったパリ南郊外のソー公園では、桜並木の間で気功にいそしむグループがある。東洋の知恵の出番である。

もともと西洋医学は感染症と闘って数々の勝利を収めてきたわけだ。そのため私たちは、病気と言えばいわゆるバイ菌やウィルスが敵だと思い込んでいるフシがある。ましてや新型コロナウィルス災禍によって、その印象はますます強まった。ウィルスはともかく、生命体は体内にさまざまな細菌を抱えて生きているのであって、むしろ、私たちが自分のからだと思って疑わないものは、細菌からしてみれば、彼らの居心地のよい「おうち」だとも言える。時には細菌に助けられ、細菌と共存して、からだという統一体のバランスが取られている。

外敵に対しては、私たちのからだには防衛のための素晴らしい免疫システムが備わっており、それがしっかり働く限りにおいては、たいていのことは乗り切れる。もちろん、新型コロナウィルスのように、強力な破壊力を持つウィルスが突如として猛威を奮うこともある。だが、というよりだからこそ、どんな大波に襲われても転覆することのない、適応力のある船体としてのからだを保持する必要があるだろう。疫病との戦いは専門家にお任せするしかないとしても、私たちひとりひとりは生命体という船の安定に必要な適応力とホメオスタシスと免疫力を鍛えるべく、できる限りのことはしたい。

その一歩が、ストレス対策である。もちろん、ストレスのない生活などあり得ない。どんなのんびりゆったりの生活者にだって、一日ひとつくらいストレスになることが起きるだろう。ただ、過剰なストレスがからだと心にかかるのを放置しておくと、いつの日か、病の温床を整えることになる。大切なのは、一日のどこかで少なくとも一回は、受けたストレスを解消する時間を作ることである。

テレビ局勤務のフレデリック(四七歳)は、「一日の終わりに、週一で習っている気功の所作を必ずワンセットしてから眠りにつく」と言う。

気功、太極拳、ヨガなどの東洋やインドの身体管理法は、西洋でいう医学とスポーツの概念が重なり合うところに位置するわけだが、フランス人も東洋の伝統的な知恵に目を見開かされている。特にここ一〇年くらいは、前代未聞のヨガ・ブームである。スポーツ代わりにヨガ教室に通っている人は多く、趣味が高じてインドまで行き、ヨガの先生になった友人も周りに何人かいる。

「でも、ヨガは治療でもスポーツでもありません」と、フランスヨガ教師連盟のイザベル・モラン=ラルベー会長は『ル・モンド』紙(二〇一七年八月二七日のインタビュー)に答えている。「ヨガは有為転変の世にあって、生に意味を見出し本質に近づくためのひとつの哲学なのです」。猫も杓子もヨガに走るのは、それだけいまの世の中、時間が加速し、加速すればするほど指の間から大切な時間がこぼれてゆく感覚が増大し、「いまこの瞬間」を意識して静かに呼吸することが難しくなっているからだろう。

もうひとつ静かなブームを呼んでいるのが、瞑想法だ。もともと、禅の瞑想法を学んだアメリカ人のジョン・カバット=ジン、マサチューセッツ医学大学院教授が、瞑想法をストレスやトラウマの治療に取り入れ、社会貢献を目指してマインドフルネスセンターを創設したことに始まる。MBSR（Mindfulness-Based Stress Reduction）による治療は有効な治療法として認められ、世界各地に広まった。フランスには、精神科医クリストフ・アンドレによって導入された。心と体の一体感を取り戻そうとするこの瞑想法は、思考優先で、過熱したパソコンのように頭から湯気を放ちつつからだの方はおざなりになりがちなフランス人の心を掴んで静かなブームを呼んでいる。

ソフロロジーも大流行である。日本では、ソフロロジーというと、痛みを和らげる分娩法として紹介されることが多いが、ソフロロジーの守備範囲は実はもっと広い。もやもやした不安や落ち着きのなさ、不眠、ストレス解消などに効力を発するとして、ソフロロジーの資格を取る人が激増している。

これはスペインの精神科医によって開発されたメソッドで、禅の瞑想やヨガの呼吸法や催眠術など、様々なリラクゼーションの手法を統合したもの。癌治療の補助として、患者の不安を和らげるために使われる場合もある。集中力を高め、ストレスを軽減する手段として、スポーツ界でも企業内でも広く社会に取り入れられるようになった。

考えてみれば、ヨガも瞑想法もソフロロジーも、どれもが呼吸法を基盤に置いたメソッドである。生きとし生けるものは、呼吸を通して外界とつながっている。呼吸への意識を高めれば、自分の内部と外部への感性が研ぎ澄まされ、自分のいる位置が自ずと定まる。

　さらにフランスで顕著な変化は、医薬品の副作用でかえって健康を損なうのは避けたいと考える人たちが、鍼や指圧治療、アロマテラピー、オステオパシーなどの代替医療に熱い視線を注いでいるという点だ。

　まずはアロマテラピー。改めてこう呼ばれるようになったのは二〇世紀初めだが、源をたどれば、古代エジプトの昔にまで遡れる、歴史ある健康管理手段である。日本では、いい香りを嗅いでリラックスする、ていどに受け止められているが、植物が含有する分子の効果は科学的に証明されている。フランスの薬学部ではアロマテラピーの講座を受講することもできる。

　動物も人類も、医薬品など存在しない時代から、植物の力に助けられて生き延びてきた。植物から抽出されるエキスには、炎症を抑える分子、抗生物質に替わる分子、化膿を抑える分子等々が備わっており、いわゆる医薬品はその一部を人工的にコピーしたものである。パスツールの時代に感染症に対するワクチンが発明されて医学が急カーブを切るまでは、植物から抽出した精油（エッセンシャル・オイル）が西洋でも一般的な薬として使われていた。いわゆる西洋医学の発達により、アロマテラピーは時代遅れな療法として、長いこと闇に葬られてしまっていたのだった。

もちろんアロマテラピーの使い方に関する正確な知識があるならば、という条件つきではあるが、ちょっとした風邪や関節の痛みや疲れ、食当たりなど、日常的な症状にはこの精油で十分対応できる。喘息や不眠、不安感など、医薬品の効果があまり期待できない症状にも、アロマテラピーはかなりの効果を発する。私自身、アロマテラピーに出会って、人生が変わったと言っても過言ではない。植物の力には目を見張るものがある。うまく使えば、アロマテラピーは健康生活を送る上で強力な味方となる。私の場合、一〇種類くらいの精油をその時々の症状に応じて使い分けている。薬に頼らなくても、たいていのことは乗り切れる。

二〇〇〇年代から、フランスではアロマテラピー再評価が急速に進んだ。適切な使い方を守れば副作用がない、というのも人気の秘密だろう。それは市民の医薬品への不信感の裏返しであり、時代のエコロジー志向とマッチした結果だとも言える。

オステオパシーも大人気である。背中や肩が痛かったり、捻挫したりした場合、健康保険で費用がカバーされる運動療法士のところへ通うより、オステオパシー施療を好む人が増えている。日本の整体のように、オステオパシー施療院はどの街角にもある。筋骨格構造を整えて、様々な圧迫を取り除き、からだの自然治癒力を引き出そうとするオステオパシーは、全身をひとつのユニットと捉える意味で、東洋医学に通ずるものがある。

さて、その東洋医学だが、鍼治療は、早くも一九三〇年代からフランスに導入され、医者による治療が許可されている。一九四八年からは、健康保険の対象にもなっている。痛みや不眠、ストレスが引き起こす様々な症状の治療に活用されることが多く、出産の際の痛みを軽減するために勧められることもある。

鍼治療と親戚関係にある指圧はどうかと言えば、ここ一〇年くらいの間に、代替医療のひとつとして静かなブームを呼んでいる。さまざまな痛み、喘息、不安感、消化器系の不調など、あまり薬が効かない症状に効果的であることを、フランスの人々も驚きをもって体験し、認めている。定期的に指圧施療を受けることは、免疫力を高めることにもつながる。東洋医学の強みは、ふだんから親しむことで体に備わっている生命力を引き出し、自然治癒力を高めるという、予防医学の側面である。

病気になってから医者に駆け込み薬に頼るのではなく、自分のからだに自分なりのアンテナを張ってふだんから手入れを怠らないことの大切さに、フランスの人々もようやく気づいてきたようだ。ヨガから指圧にいたる様々な健康法への関心の高まりが、それを証明している。

変化の兆し――そして若者世代

こうした関心の高まりを受けて、公立病院のような場所でも、徐々にではあるが、西洋医学一辺倒から脱却する兆しが見えている。

出産ひとつを取っても、子宮収縮促進剤や帝王切開など、からだに負担がかかる不自然な出産はできれば避けたいと思うのが人情であろう。先に挙げたソフロロジーや鍼治療を導入したり、出産前から夫婦が胎児とコンタクトを取って出産に備えるアプトノミー法を取り入れたりするのは、いまやフランスで決して珍しくはない出産風景となった。人生でふたつとない大イベントを前に、女性たちはなるべく自然な形でその時を乗り越えたいと願う。出産は、自分のからだを自分の手に取り戻すまたとない機会だ。

最近は、催眠療法を麻酔に代わる手段として外科手術に取り入れる公立病院も登場している。全身麻酔は西洋医学の素晴らしい武器だが、からだへの負担は大きい。避けられるものなら避けたいところだ。催眠療法士が手術の間中、患者の枕元につき、最小限の負担で手術を乗り切る。患者がそうしたいと望む場合に限るが、催眠療法は出産や手術など、苦痛を伴う場面でその威力を発揮している。

「心理学者に何年かかってもたいした効果がなかったのに、催眠療法士のもとに通ったら、三、四回のセラピーで目に見える進歩があったの」と証言するのはヴァレリー（五〇歳）だ。幼少期に義父から受けた虐待のトラウマを引きずって、四〇代に催眠療法のセラピストと出会った。施療が心の安定をもたらし、ヴァレリーの生活を大きく変えたと言う。

催眠療法はまた、たばこをやめたいというようなごく具体的な要請に応えることもできる。過度な不安感や緊張感、トラウマを取り除く手段としても有効である。催眠術を連想するので、催眠療法というとなにか魔法のような印象を持つが、患者を眠らせてカウンセラーが自由に操る、というような代物とはまったくちがう。ひと言で言うなら、施療士は患者の潜在意識の扉を開いて、問題解決への手がかりを本人が発見してゆくことの手伝いをする。個人でセラピストの元を訪れることもできるし、社員のさまざまな問題解決のために企業がセラピストを招くことも行われている。

このように、代替医療と従来の医療が補完し合う関係が、フランスでも少しずつ築かれつつある。指圧の場合、私の通った学校の卒業生が、公立病院の耳鼻咽喉科医たちに協力して、患者に指圧施療を試みる機会があった。病院関係者で指圧を学んだ人がイニシアチブを取って妊婦さんに施療するところもあるし、精神障害者施設で積極的に指圧を取り入れているところもある。

患者にとって、選択肢が広がるのはいいことである。自分に合ったものを見つけるためにはある程度の試行錯誤の時間が必要だが、薬では効果が期待できない疾患や、出産など病気とは呼べない場面で、代替医療は患者にとってかけがえのないパートナーになる可能性がある。

一方で、国民の健康に対する意識の変化の波は、食べるという行為そのものをも根底から揺るがしている。フランスといえば、皮がパリパリのバゲットと三六五種類あると言われるチーズの国なのに、世代のちがうイザベル（四五歳）に聞いても、ミレーヌ（二四歳）に聞いても、返事はほとんど同じ。「白いパンは食べない。乳製品はほとんど食卓に上らなくなった」と言う。

精白した小麦で作る白いパンの消費を減らすと、お腹の調子がよくなる人が多い。それは何もみながグルテン・アレルギーだというわけではなく、いま一般的に使用されている小麦が、病気に強く生産効率のよい品種を追究して改良に改良を重ねた結果、昔の小麦とはずいぶんちがうものになってしまったせいだと言われる。反対に、昔ながらのエポートル小麦などで作ったずしりと手に重いパンが、白米に対する玄米と同じようにお腹にやさしく栄養もあると人気を呼んでいる。もちろん、有機のパンでなければならない。

フランスにおける有機食品の広がりは、日本の比ではない。都市部では、ふつうのスーパーと肩を並べて、有機食品に特化したスーパーが立ち並んでいる。一〇年前なら、有機食品を求めるのは経済的に余裕がある層に限られていたが、いまや大手スーパーにも大きな有機食品コーナーがあるのがふつうで、有機食品はすっかり市民権を得た感がある。農薬や添加物への危機感が募るにつれて、人々はめんどうでも商品の裏の細かいラベル表記に目をこらし、生産地はどこか、原料は何か、健康を害するものが入っていないか、確かめるようになった。

フランス伝統の食文化のもうひとつの柱であるワインは、有機の流れにかなり長いこと抵抗していたが、ようやく最近、有機ワインがふつうに食卓に上るようになった。考えてみれば、ワイン製造のためのぶどうは相当な量の農薬を浴びている。私の義父母は田舎でワイン畑に囲まれて暮らしているので、農薬散布の様子を私は身近に見て知っている。ぶどう畑はもちろん、畑に接する義父母の庭でも、蝶や虫の姿を見ることはまれである。それくらいたっぷり農薬を浴びたぶどうが摘まれて丸ごと潰され、発酵してワインになる。そう考えると、どんな高級ワインより有機のワインの方に手が伸びてしまう。

有機食品の人気と並んで、菜食主義も若い世代を中心に急上昇中だ。動物性の食品を一切摂らない菜食主義者の中の急進派、ヴィーガンと呼ばれる人たちも増えている。双方併せてここでは菜食主義と呼ぶことにするが、大・中型規模の店舗で、いわゆる菜食主義関連商品は、二〇一八年に二四パーセントも販売を延ばしたそうだ（市場調査会社 Xerfi の調査による）。菜食主義を厳格に実行している人の数は人口のわずか二・五パーセントにすぎないが、先のイザベルやミレーヌのように、ふだんから乳製品の消費や肉食を減らすように心がけている人たちは、すでに人口の三〇パーセントにも及ぶという。肉食の国で、肉離れは確実に進行している。

食肉や乳製品への不信感が募ったのは、元をたどれば一九九六年に炸裂した狂牛病スキャンダルからだろう。以後、家畜の飼育や処理の仕方に市民は高い関心を向けるようになった。農業国フランスは、日本とちがってほとんど自給自足が可能な国である。田舎へ足を運べば、牛たちがのんびりと草を食む風景に出会える。そんな光景とはうらはらに、生まれてから一度も太陽を浴びたことのない鶏たち、自分のからだよりわずかに大きいカゴから一度も外へ出ることなく処理される仔牛たち、草食動物なのに動物性飼料を食べさせられていた牛たち、短期間で発育するためのホルモンを注射され、さらには過密飼育が原因で発生する感染症を抑えるために抗生物質漬けにされた動物たち……。

そんな動物たちを食していたという現実に、人々は衝撃を受けた。安ければいい、量が多いほどいい、という大型スーパー的発想が限界に達した結果だった。私たちが口にするものは、私たちのいのちを育むもの、からだを作るものである。それが汚染されていたら、私たちのからだも汚染される。当たり前の事実に、人々はようやく気づいたのだ。

家畜の劣悪な飼育および処理状況を告発するL214という市民団体は、たびたび隠し撮りしたショッキングな映像を流してメディアをにぎわせている。動物たちを虐待に近い形で大量生産してまで、肉を大量に食べる必要が一体あるだろうか？　若者層はそう自問して、肉食の量を減らしたり、まったく食べなくなったり、菜食主義に転向したりしているのだ。二六歳のカミーユもそのひとりだ。

「動物を苦しめ、農薬や除草剤でありとあらゆる虫を殺し、土を不毛にし、海に重油を流し、森林を破壊し、人間は地球に対してひどいことばかりしている。真剣に考えると気が変になりそう。こんなひどいことばかりする人間が、今後人口を増やす意味があるのかしら？　私自身は、子どもを産まなくてもいいと思ってる」とまで断言する。

若者たちがこれほど地球の未来に不信感を抱くのは、大量生産と大量消費に邁進した世代が、いのちを粗末にしてきた結果だろう。殺した魚や動物のいのちを「いただいている」という感覚を持って食事に臨む人が、いまどきどれだけいるだろう。

一方で、フランスの農業は転換期にある。いのちの原点に返って飼育や生産方法を考え直し、自然を尊重した農業に取り組む若者世代も確実に育っている。こうした若い世代の力で、「いのちをいただく」感謝と喜びが生産と消費の現場に反映された社会が近い将来実現されることに希望をつなぎたい。

第 3 章

ディア・ミドルエイジ！
——私が新しい自分と出会うまで

子育ては開眼のチャンス

無茶をしても乗り切れる体力のある二〇代を過ぎ、三〇代に入って子どもを授かった私は、最初の子どもなので、大多数の母親と同じようにおっかなびっくり子育てを始めた。熱が出たと言っては飛び上がり、下痢をしたと言ってはオタオタし。

まだ体力がある年齢だったが、それでも子どもが赤ん坊の時は、よく子どもといっしょに熱を出し、倒れたものだ。一九九〇年代のフランスは、子どもがちょっと熱を出してもすぐ抗生物質が処方される時代だった。経験がないのだから、小児科医が処方すれば、母親としてはそれに従うしかない。ずいぶん抗生物質づけにしてしまって申し訳なかった。時間の余裕もなかったので、手作りの離乳食でなく、スーパーで買ったベビーフードで間に合わせることが多かった。いま考えると、後悔しきりである。そのせいか、よく病気になる子だった。

下の子の時は、こちらの側にも余裕が生まれた。いまや日本でもフランスでもさんざん叩かれていて効果がないと言われるホメオパシー療法を学んだ医者に主治医になってもらったこともあって、ホメオパシーのレメディ以外は、薬らしい薬を処方された記憶がない。熱が出ても、ちょっとくらい下痢をしても、そう慌てることはなかった。様子を見て、水分補給に注意していると、二、三日すればたいてい回復した。

離乳食だってわざわざそれ用のものを作ったり買ったりする必要はなく、つけ合わせに用意したじゃがいもや人参をフォークで潰せばいいだけのことだった。ふたり目にして、手抜きがうまくなったということだろうか。この分なら三人目もいけるかな、と思ったけれど、なにせ高齢出産だったので、時間切れであった。

妊娠から出産に至る時期、女性たちは自分の食べるものが直接胎児のからだを作るということに、まず驚愕する。急にカルシウムに気をつけたり、タバコをやめたり、食事のバランスに気を配ったりして、自分の胎内で成長しつつある胎児を想像しながら腹部を恐る恐る見守る。子どもが生まれたら生まれたで、単に自分の空腹だけを満たしていたのんきな時代から脱却し、新しいいのちの成長に心を砕くようになる。本当の意味での責任感が生まれる。

生涯子どもというお荷物を背負って、自由を束縛されることになるわけだが、子どもを授かるのは、自分たちの健康を考える上でもひとつの大きなチャンスである。この「子ども」を「病気」に入れ替えても同じことが言えると思う。人生の途上の困難やつまずきは、いつも何かに気づくきっかけを与えてくれる。

私のたったふたりの子育てから早急な結論を出そうとは思わない。ただ、上の子は病気ばかりで、下の子がピンピン健康だったのは、単に遺伝的な問題なのだろうか。それとも、兄弟の間に七年近い年齢差があり、生活状況が向上したせいだろうか。親の側の心の余裕ゆえだろうか。もちろん、それら全部の要素が重なっていると思う。

もうひとつ、主治医の姿勢が大きく影響したことも否めない。いまは科学的な根拠がないと否定されているホメオパシー療法の効果についての論議は、ひとまず脇に置くことにする。それでも、ホメオパシー療法を学んだ医者に主治医になってもらってよかったことは、たしかにある。まずは、患者に対する姿勢がまったくちがうという点。ゆっくりこちらの話を聞いてくれる。

私がかかっていたB医師は、それでなくてもどこかほんわかした雰囲気のある先生で、理詰め思考で西洋医学一辺倒の夫は、あまり信用していなかった。だが、このB医師のおかげで、私は自分の目で症状を観察し、からだ全体が発している信号に耳傾ける姿勢を獲得できたと思う。

熱が出ても、慌てて医者に駆け込まずにしばらく様子を見るという、慌てふためいての一歩を踏み留まる余裕が出た。この「一歩」の差は意外と重要だ。熱はすぐ下がらなくても、からだが戦っている証拠だから、よほど高くない限り熱自体はまともな体の反応である。子どものきげんがよいか、少しは食べるか、睡眠はどうか、そうしたことを総合的に見て、危険か危険でないか、医者でなくてもある程度判断できるようになる。こう書くと、対応が遅れて重症になったらどうするんだ、無責任な、というお叱りの声が飛んできそうだが、もちろんその通り。だが、生きるとはいつも危険と隣り合わせの綱渡りではないか。

怖いから子どもを抗生物質漬けにしていた自分と、医者の意見を道しるべに、自らの感覚を全開にして対応してきた自分とだったら、私は今でも後者を取る。日々子どもの成長を見守っているのだから、ある程度は自分の勘を信じていい。

薬にやたら即効性を求めない習慣が身についたのもよかった。そして、医者の側がこうしろ、ああしろと、高飛車に命じるのではなく、「これはこういうことだと思うからこうしてみましょうか」と、親といっしょになって「症状の語るもの」を探ってくれる姿勢もありがたかった。下の子の主治医B医師は、私の目の前でぶ厚い医学辞典を取り出し、「この症状ならこの薬もありかなー」などとつぶやきながら、ページを繰ることを臆さなかった。症状というものはからだが発するメッセージであり、謎解きであり、医者とは本来は探偵のような職業だ。その謎解きに親も参加させてくれる。B医師の姿勢を頼りないと受け止める人もいるかもしれないが、私はかえって鍛えられ、症状に対する感覚が研ぎ澄まされた気がする。

四〇代にはさまざまな変化があった。有機の野菜や果物を摂る習慣を身につけたのも、石油原料を使ったクリーム類をやめて、主に純正植物オイルを肌の手入れに使うようになったのも、四〇代のその頃だった。いまのオーガニック・ブームなど、まだまだハシリの頃だった。

ホホバオイルやアルガンオイルは今でも愛用しているが、クリスマスマーケットでそうした純正植物オイルを売っていた女性が、内側から輝くような美しい人だったので、思わず買ってしまったのが最初だった。作られた美しさと内側から滲み出る美しさは一目で見分けがつく。シワが消えるとか少なくなるとかいうことより、自然のものを使うことで得られる心の余裕やいのちへのまなざしの温かさに私は惹かれたのだと思う。

私が当時住んでいたパリ北東部のメニルモンタン地区は、移民の多い庶民的なカルチエであった。急な坂道メニルモンタン通りを登りきったところに東西に長いピレネー通りが走り、そこにコルシカ島出身の、いかにもむさくるしい感じのヒゲ面おじさんが経営する自然商品の店があった。壁には、羊飼いが羊の群れを連れて移動するコルシカ島の荒涼とした風景の白黒写真がかかっていた。くすんだような小さな店で、棚にはところ狭しと乱雑に自然商品が並んでいた。今のように時流に乗った小ぎれいなエコショップとは大ちがい。オーガニックの野菜や果物も、この店が中継点となっていたので、週に一回、坂をえっちらおっちら上ってずしりと重い袋を引き取りに通った。

「うちはオーガニックがブームになるずっと前から、もう何十年も自然商品一本でやってきた」と、おじさんは胸を張る。そのおじさんが、冬場にはグレープフルーツの種のエキスをとっていると風邪をひきにくくなるよとか、シアバターは乾燥気味の肌を守ってくれるよなどなど、行くたび健康や美容に関する古くから伝わる知恵を伝授してくれた。

私にとっては発見ばかりの、まさにアリババの洞窟だった。若くない、という隠しようもない事実と子育ての時期が重なり、なるべくいのちに近い、ごまかしの少ない食品や製品に、自然と心が惹かれていったのだろう。

衰えを感じる四〇代だからこそ

振り返って、衰えを感じ始める四〇代にこそ、後半生を豊かにしてくれるたくさんの出会いがあったと、しみじみ思う。

有機野菜や自然化粧品にとどまらず、偶然が重なって始めた指圧、甲野善紀先生との出会い、アロマテラピーへの開眼など、すべてが四〇代を起点にしている。衰えを感じることが、自分を謙虚にしてくれたのか。一応、一人前のおとなになったと思って生きてきたわけだが、ハタと立ち止まって考える、そんな時期が来ていたのだろう。

子育てまっ最中で身動きが取れない時期だったから、ほんの少しずつしか生き方の軌道修正をできなかった。時間がかかった。それでも、自分に足りない何かをつかむのは今だ、という本能的な確信があった。

まずは身体の問題である。体力が衰える。視力が衰える。容色も衰える。衰えることばかりで、女性のひとりとしては、鏡の前で愕然とすることしばしば。人生の下降線はまちがいなく始まっていて、思わず「ブルータス、おまえもか」と、捨ぜりふを吐きたくなったものだ。

そんな折だった。武術家として知られる甲野善紀先生が、パリ地方の合気道クラブの招聘でフランスまでいらしたのは。合気道を中心とした武術愛好家たちを対象に、週末の二日に渡って身体技法について研修が催されるという。武術とは関係ないが身体術に関心のある人たち、たとえばダンサーや役者が参加することもあるというので、私もおそるおそる参加した。

長年、私はいわゆる社交ダンスをたしなみ、仕事と子育てのかたわら、夫と組んで競技ダンスに打ち込んでいた。好きが嵩じて『踊りませんか?』というダンスについての本を上梓したくらいだ。アスリートの端くれとして、腹筋や背筋、肺活量を鍛えるためのトレーニングを、ダンス学校の仲間たちと多少はしていた。しかし、年齢は年齢。特に私が自信を失ったのは、ひったくり事件に遭ったことだ。後をつけてきた男にカバンをひったくられそうになったのだが、抵抗してなかなか手を離さなかった。それで引きずられた挙句、顔に一発お見舞いされ、しかもカバンを握りしめていた二本の指をひどく傷めた。この事件は、大の男の前では自分は抵抗するすべもない、というトラウマを私の心に残した。もっと強ければいいのに、もっと力があったらいいのに。下り坂に入った中年女に一体何ができるだろう。そんな敗北感に満たされた。

さて、当日の会場には柔道着や合気道の練習着に身を包んだ、見るからにがっちりした体格の若武者たちが集まった。私はいかにも場違いで浮いていたが、いまさら仕方ない。いっしょに行った友人と末席を汚した。木刀を使った練習などは、慣れていないので自分の手を打ってしまったり、けっこう痛い思いをして、来たことを後悔したりもした。

甲野先生は著作も多いので改めて紹介するまでもないと思うが、古武術を研究し、そこから得た身体技法を、武術の世界だけでなく、スポーツ界や音楽界、はたまた介護の世界にまで広めて多くの人を指導している。分野の境を超えて、身体の可能性を追究している方だ。

当時五〇代だった先生は、「五〇を過ぎて、若い頃より、かえってからだの動きが俊敏になってきた気がしますねー」と、おっしゃる。フランス人の若者を相手に次々と技を披露し、華奢なからだで、屈強な（と見える）男どもを片端からいなしていった。あれ、どうして？　全然力を入れていないみたいなのに、どうして体格のいい若者の手をするりと抜け出てしまえるのだろう。

先生は自分の強さを見せつけるために技を披露しているわけではなく、強さとは、私たちが思っている筋肉の強さとか腕力とか、一般に「力」と呼ぶものとはちがうものだ、ということを私たちに伝えようとしているのだった。ちょっとした身体の使い方で、たいへんなこともたいへんでなくなる。重いものも持ち上がるし、からだのバランスもぴしっと決まるし、わずかな体重移動のタイミングで、大きな力をかわすこともできる。

先生によって再発見されたナンバ歩き（同じ側の腕と足をいっしょに出す）は今やだれもが知るところだが、傾斜や階段を登る時にわりと楽に登れる歩き方である。歩くというあまりに当たり前の動作からして、私たちの日常の動きはごくごく限られており、当たり前だからこそ万人に共通だという思い込みに支配され、いろいろな歩き方のあることがすっかり忘れ去られている。よく観察すれば、文化によってさまざまな歩き方がある。

たとえば、かつての畳文化の中で、武士は主君の前でお尻を見せずに座ったまま後ろへ移動しながら退く身体作法を身につけていた。いま、座ったまま後退できる人なんて、まずいないだろう。そうするためには、膝や足首の柔軟性がかなり必要だ。その柔軟性を、いまの私たちはすっかり失ってしまっている。

甲野先生のからだの動きを見ていると、その柔軟なこと、軽やかなこと。切れ味がいいのに脱力している。先生は、昔の日本人が持っていた素晴らしい身体の使い方が山ほどあることを、淡々と教えてくださった。

しかし、先生が次々と披露してくれるからだの使い方をマスターするのは、そう簡単なことではなかった。もちろん、武術など学んだことがないので、ここで私が言うのは、武術以前のごくふつうの動作に関しての話である。

床にへたり込んでしまった人を持ち上げて立たせるという課題に取り組んだ時は、さすがに根をあげた。大の男を後ろから抱き込んで立たせるなんて、小柄で華奢な私にはできない。見かねた先生の息子さん、陽紀さんが、こういう感じでやってみてはどうでしょう、と何気なく助言してくださった。「持ち上げよう、という意志は捨ててやってみてください」

どういう感じでやったのか、いま聞かれても答えられない。ただ、無心になって言われた通りのからだの使い方をしたら、ひょいとできたのだ。なんら力らしい力を使わずに、自分の二倍くらいありそうな大の男を持ち上げて立たせることができた。

この実体験は大きかった。家に帰ってから、さっそく一八〇センチ以上ある夫を相手に試してみたが、なんなく成功し、夫を、そして自分をもびっくりさせた。しかし今、どうすればできたのかと問われると、答える術がない。身につけるまで繰り返さなかったので、もう一度研修を受けるしかない。それでも、私のからだと心にしっかり刻印されたのは、力ではないものが確かにある、という感覚だった。

意志でもなく、力でもなく、年齢や性別、筋力も関係ない。私たちの身体は、未だ開発されていないたくさんの可能性を秘めている。この教訓は、体力が衰えてゆく時期にさしかかっていた私に、小さくも確固とした希望を与えてくれた。

フランス経由の東洋回帰

幼い時にバレエを学び、いまだダンスと関わっていることもあって、私は日本人の体型にどこかでコンプレックスを抱いてきた。しかし、甲野先生の研修に参加することで、日本文化に隠されていた身体技法の素晴らしさ、奥深さに目を開かされ、西欧の人たちの身体とはたしかにちがう日本人の身体への興味と愛着が湧き上がった。

身体は文化によって形成される。日本人の身体は、畳文化と着物文化を土台にしている。帯で腰回りをしっかり支え、体幹を整えて床に座してきた時代が長い。そのため、重心が低く、足首や膝の関節が西欧人に比べてずっと柔らかい。

当時すでに指圧と出会い、パリで指圧と東洋医学の勉強に取りかかっていた私にとって、日本人の身体についての考察を深めることは、指圧の習得においても非常に有益だった。

指圧を学んで免状を取り、指圧師の看板を掲げるまでになるという、そんなパラダイムの転換が四〇代で起ころうとは、当人とて予想もしていなかった。それも日本ではなく、パリで指圧施療なんて！

それまでの私は、指圧といえば「指圧の心は母心、押せば命の泉湧く」の標語（？）くらいしか思い浮かばなかった。それが指圧療法を体系化し一般に広めた浪越徳治郎の言葉であるというのも、後で知ったことである。日本では法律上「あん摩マッサージ指圧」とくくられており、もともと目の不自由な人たちの職業として発達し、守られてきた側面がある。日本で暮らしていたら、指圧施療を受けてその効果に感激したとしても、おそらく身につけようとまでは思わなかっただろう。パリで出会ったためか、変に構えることなくひたすら新鮮だった。

最初のきっかけはと言えば、息子の日本語塾が終わるのを待つ間の暇つぶしに、何気なく登録した荻須美代子先生（ヨガの先生でもある）の家庭指圧講座がきっかけだった。先にも書いたように、私は競技ダンスをしていたので、からだのことにはふだんから気を配っている方だった。だが、子育て中であるし、仕事もダンスも欲張ってやっていてしかも体力は落ち目、という状況の中、疲れは溜まる一方。

指圧を学び始めて、ということは定期的に施療を受ける機会を得て、その具体的な効果、特にその即効性に驚いた。疲れていても、指圧を受けるとスッと抜ける。それは本当に奇跡のようで、疲れというのは、要は「気」がどこかで滞っていることなんだ、という単純な事実に目を見開かされた。そして、その滞りを取り除くためのツボ（経穴）や、内臓とつながる気の通り道（経絡）の体系を、すでに紀元前数百年もの昔に発見し、西欧医学などが存在しない時代にかなり高い水準に達していた中国医学の奥深さに驚嘆した。もっとしっかり勉強したいと切望した。

そこで荻須先生のアドバイスを受けて通い出したのが、ベルナール・ブレエ先生の指圧学校であった。日本人より日本人らしい外国人というのがいるが、ベルナール先生もそういうタイプの方なのだろうか、と緊張してパリはモンパルナスにある学校に通い始めたが、先生はイタリアの血を引く地中海に近いモンペリエ出身でいらっしゃる。明るくて茶目っ気があり、お話上手。黙って俺についてこい、などというタイプではない。弁舌さわやかに、時に情熱的に、東洋医学を縦横無尽に、しかも柔軟に解釈・解説してくださる。

医学、科学はもちろんのこと文学から宗教まで、先生の知識の幅の広さは並の知識人のレベルを優に超えていて、しかも治療者特有のオーラに包まれた方だった。どんなオーラかというと、生きとし生けるものへの深い慈悲のオーラとでもいえばいいだろうか。若い時、アフリカを旅行していて呪医に呼び止められ、「お前さんは治療者になる」と予言されたことがあるというのも頷ける。

身体療法士として出発された先生は、若い時に日本に渡り、皇法指圧を学ばれた。個人で施療を続ける傍ら、独自の指圧療法「誠指圧道」を確立し、先生の学校はパリで屈指の指圧学校に発展した。国家試験はないのでフランスにおける指圧はあくまで代替医療の枠内だが、東洋医学全般、そしてもちろん生理学や解剖学も学ぶ。生徒の中には看護士ら医療関係者も多い。どうせならきちんと学んで免状くらい取ってしまえと、私は意欲を掻き立てられた。

告白すれば、私が指圧に向かったのには、別の理由もある。親しい友人が終末期医療の現場でボランティアをしていた。生きるということは、死を思うことでもある。究極の問いは、いのちを有限なものとしてどう生きるか、ということであろう。終末期医療の現場でこの問題と正面から取り組んでいる友人を、ある意味で羨ましく思う気持ちがあった。

私もボランティアとして、死の床にある人が最期の時間を少しでも心穏やかに過ごせる手伝いができないか、と真剣に考えたことがあった。しかし、具体的な一歩を踏み出そうとした時、私は自分の傲慢さに気づいた。私は、一体何をしてあげられるだろう。迫り来る死と戦っている人の手を握ってあげる術も知らない。手伝いどころか、邪魔になるだけだ。ボランティアというと体裁はいいが、死と向き合うことがどういうことなのか、自分のために答えを求めているだけなのではないか？

指圧と出会ったのは、そんな煩悶を抱えた時期でもあった。あ、もしかして指圧を身につけておけば、いつの日か、子どもたちが巣立った暁には、指圧で目の前の人を少しは楽にしてあげることができるかもしれない。指圧など受けられない状態の人でも、指圧師になれたら、手をさすってあげることくらいはできるようになるかもしれない。そういう「計算」が私の背中を押した面もある。

実際、指圧は目の前にいる人を自分の手で癒す技である。手さえあればできるが、一方で、他人の身体に触れるという行為は、相手の領域に踏み込む行為であり、同時に自分と相手の境を消す行為でもある。単に技術だけの問題ではない形而上学的ともいえる奥深さがある。

さらに、指圧に向かったのにはもうひとつの理由もあった。執筆やラジオを通じ、地球の裏側の祖国に向かって情報を発信する仕事を長年続けてきたが、しょせん、文字や電波やネットを介したバーチャルな領域の仕事だ。たまに感想が伝わってくることはあっても、読者や視聴者の顔は見えないし、直に接する機会もほとんどない。フランスで二〇年ほど生きてきて、この地で役立つ何かもっと具体的なものを手に入れたいと思い始めていた、というのも正直なところだった。

文章だって、人の心に届いて何かを変える力はあるかもしれない。書くことは、私にとって呼吸するのと同じくらい自然で、私という人間をあらしめている不可欠な要素のひとつである。でも、書くことの喜びは、仕事ともなれば当然たいへんさはあるけれど、「自分が書いた」という自己満足の部分も多い。孤独な仕事でもある。その頃の私は、もっと直接的に、他者にかかわる何かを手に入れたかった。原稿の終わりや本の表紙に自分の名前を見つけて喜ぶというような、そんなこととは本質的にちがう何かを。

指圧を身につければ、いま目の前にいる「この人」を癒すことができるだろう。たとえ「この人」しか喜んでくれなくても、これ以上に具体的な人との関わり方がほかにあろうか。指圧には、受ける人の深部に響いて何かを変える力がある。なんといっても私が生まれ育った国の文化の一部なのだから、偶然が重なって根を降ろすことになったこの地で、日本人である私が取り組む意味もあるというものだ。

四〇代にして指圧に取り組んだ理由をいろいろと書き連ねてみたが、長年フランスで暮らし、家庭を持ち、それまでの人生で受けてきた様々なものを別の形で周囲にお返しする、単にそういう年齢にさしかかっていたということなのかもしれない。

東洋医学の健康観

「からだはひとつの宇宙だ。重要なのは、ひとつの宇宙としてまとまりが保たれているかどうか、ということ。どこかに分断や断絶がある時、人は病気になる。指圧は、分断されたからだをひとつにまとめる手技である」

ベルナール先生の授業はこうして始まった。実体験した指圧の効果はもちろんだが、私を虜にしたのは、ベルナール先生の言葉の力だったと思う。東洋医学への深い造詣と施療の経験から湧き上がる先生の言葉は、私の視線を単なる知識や技術習得より遠いところへいざなった。

記憶力も後退し始める四〇代で、命門とか足三里とか合谷とか、日本人ならなじみのあるツボでも、わざわざフランス式に督脈4番、胃経36番、大腸経4番などと、世界共通の経穴番号で覚えねばならないのはたいへんな苦痛であったが、先生の話の面白さと東洋医学独特の論理性に刺激されて、後ろも振り返らず、私は未知の世界に飛び込んでいった。

東洋医学の解説書は五万とあるので説明はそちらに譲るが、基本のキだけ。

東洋医学では、宇宙は木、火、土、金、水の五要素から成っていると考える。それを五行説と呼ぶ。生体という小宇宙もそれにならい、肝、心、脾、肺、腎という五つの臓と、胆、小腸、胃、大腸、膀胱という五つの腑が連携し合って働いていると考える。

肝と胆、心と小腸、肺と大腸、脾と胃、腎と膀胱は、それぞれがカップルのように手をつなぎ合っていっしょに働いている。さらに各五臓は、筋、血、肉、皮毛、骨の組織をつかさどっており、それぞれ怒、喜、思慮、悲、恐の五つの感情と結びついている。

肺という臓を例にとれば、大腸と表裏一体の関係にあり、皮膚とつながっている。肺の異常は大腸や皮膚に症状となって現れやすい。えっ、肺が大腸とカップル？　皮膚につながってるなんてあり得るの？　東洋医学初心者たち、ましてやデカルトの国のフランス人たちは狐につままれたような顔をする。西欧医学の知識と結びつけようとするのは無駄な抵抗である。

「呼吸を通して、肺は外界とつながっていますね。一方、身体をすっぽり包んでいる皮膚は、外界との国境のようなものです。肺も皮膚も、外界と自己、外と内とのかかわりをつかさどっているわけです。肺は外から取り入れた天の『気』を全身にめぐらせ、皮膚の調節作用を促し、からだ全体を守っているんです」と、先生。ふむふむ、そうすると古来からある健康法の乾布摩擦も、皮膚を刺激することで肺の気を高める役割を果たしているというわけか。冬場には皮膚を鍛えることが非常に効果的であることを、私も体験的に知っていた。

「いつも明け方三時ごろ目が覚める人は、将来に対してなんらかの不安を抱えている場合が多いですね。将来への漠然とした不安感は肺の気を損なうのです」

東洋医学では、身体と心を切り離しては考えない。からだは統一体なのだから、心の動きも当然、気の流れに影響する。また、各臓腑には、気が最も充実している時間帯というのがあって、肺の場合、午前二時から四時ごろである。というのも、各臓の気は、二四時間のうちに、潮の満ち引きに似た動きを示し、臓から臓へと移り巡っていくのだ。季節によっても変化する。春は肝、夏は心、秋は肺、土用は脾、冬は腎の気が、最も充実する。気は動くものであり、決して一箇所にじっと止まってはいない。

健康とて同じこと。健康という動かない一枚板があるわけではない。季節に応じ、時間に応じ、気は揺れ動いている。その揺れ動きに身体が合わせていければ、健康は保たれるのだ。むしろ、合わせられない、不動であることが問題なのだ。

この考え方は、ダンスをやっていた私には大いにピンときた。ダンスの動きも、バランスという動かぬ一点があってそこにじっと留まっているわけではない。それではダンスにならない。バランスをあえて崩すから動きが生まれる。バランスは、絶えざるアンバランスの結果である。いのちというのも、おそらくそういうものなのだろう。

いのちとそれを取り巻く宇宙がつながって、どのようにハーモニーを保っているのか、と古代中国人は考えた。そして宇宙といのちの関係をひたすら観察および考察した結果、ある人間把握の哲学が生まれた。その土台のもとに東洋医学が打ち立てられ、治療法が探られた。あるべきハーモニーが破られたのはなぜか、どうすればハーモニーを取り戻せるのか。

病名をつけてから対応策を考えるのが西洋医学なら、病名はともかく、目の前にいる人の症状に即治療を行うのが東洋医学と言ってもいい。そのため、東洋医学では、漢方薬でも治療する経穴でも、同じ処方が複数の異なる症状に用いられる事態がしばしば起こる。ちがう症状なのに同じ処方なんて、何だかいい加減じゃない？　と、疑問が湧き上がってくるところだが、東洋医学にとって、これは少しも矛盾することではない。相手の状態との相互作用によって、同じ漢方薬が反対の方向に作用することだってある。漢方薬も経穴もあくまで組み合わせ（ブレンド）の効果で、その個人にうまく作用するものを見定める。薬師《くすし》にしろ施療者にしろ、そこが腕の見せ所である。

私たちの存在は、天の気と地の気が通い合う橋のようなもので、宇宙全体と、また地球の中心とつながっている。その通い合うエネルギー（気）が滞りなく循環しているなら健康であると言え、それがなんらかの理由でどこかで堰き止められてしまっていると病気に傾く。だからその人の全体を観る必要があり、痛みなどの症状のある「部分」だけを集中的に治療するわけではない。圧を加えながら経穴に現れた内臓の異常を見つける。その時には、診断と同時にすでに治療が行われている。「診断即治療」となるところが指圧の強みである。

また、忘れていけないのは、東洋医学は治療以前にまず予防医学であるという点だ。医食同源と言うように食べ物で養生し、気功や太極拳で呼吸を整え心身を鍛え、定期的な指圧や鍼治療で気のバランスを整える。東洋の健康法をひとことでまとめれば、こういうことかと思う。

「いのちとは動き、循環です。動きがあって滞りなく循環している限り、いのちは生き生きと輝ける」

ベルナール先生は手技指導に関しては非常に厳しかったが、先生の時に詩的な、時に警句的な言葉に励まされて、私は指圧施療に通じる長い道のりを嬉々として歩んでゆくことができた。

科学的アロマテラピーの文学性

ベルナール先生の学校は閉鎖的なところが少しもなく、外へ開かれた学校だった。様々な分野の先生を定期的に招き、生徒が視野を広げる援助を惜しまなかった。西洋医学に背を向けることもなかった。指圧の別の流派の先生方はもちろん、中国の薬膳師、オステオパシー療法士、最先端の栄養学者、消化器系専門医らにも門戸を開き、研修の場が設けられた。アロマテラピーの専門家ミシェル・フォーコン先生もそのひとりだった。

白髪を風になびかせ、どこかアーティストっぽい風貌のベルナール先生とちがい、ミシェル先生は背広にネクタイ、メガネといった薬学部で教鞭を取る教授にふさわしいいでたち。しかし、教壇の上で飛び上がりそうなくらい情熱的な口調で朝から晩まで講義を続けて、ちらりとも疲れを見せない。あのエネルギーは一体どこから？　と生徒たちはあっけに取られた。たしかに、先生が持参する多様な精油（エッセンシャル・オイル）の香りに囲まれていると、疲れなど吹き飛んでしまうのも事実だった。たとえば、エピネット・ノワール（マツ科の黒トウヒ。ブラック・スプルース）の香りを試した時は、文字通り、午後の眠気が瞬時に飛んでしまった。

エピネット・ノワールは日本にはあまり馴染みがない精油だが、北米やカナダに生息する針葉樹で、その葉から作られた精油は、疲労時に絶大な効果があり、ほかにも抗炎症作用などの効能を持つ。男性ホルモンに似た働きもするので、私が元気になったのは、男性ホルモンに刺激されてのことだったのかもしれない……。でも、この香りが好きでない人もいる。私は反対に、イランイランという女性ホルモンに似た働きを持つ精油の甘やかな香りが苦手だ。

精油は人によって受け止め方がちがうし、使う人によって出る効果もちがう。体質や性格に左右されるので、自分に合った精油を見つける過程がなにより大切となる。漢方薬と似ている。相手との相性を探る、処方自体が生きものなのだ。自分に合った精油を見つける過程を自分発見の過程と思えば、それもまた楽しい。

香りは大脳辺縁系に直接働きかけるため、驚くほどの即効力を見せる。香りは電気信号に変わって無意識に働きかけ、不安感やイライラなど、精神的な問題にも素晴らしい効果を発揮する。また、キャリアオイルで希釈して肌につけるだけでも、数秒で血管に達する。人類が誕生するよりずっと以前から現在までの気が遠くなるような時間を生き延びてきた植物たちは、動けないだけに自分を守る様々な「武器」を身に隠し持っているのだ。

植物から抽出される精油の化学構造についての講義にはただただだったが、植物にまつわる先生の話がおもしろくて、また植物への先生の情熱がひしひしと伝わってきて、私はいつのまにかアロマテラピーの虜になっていた。

たとえば月桂樹の精油は抗菌作用、鎮痛作用、抗カタル作用、抗リウマチ作用、神経系の強壮作用、などがある。これはアロマテラピーの本を読めばどこにでも書いてあることだ。先生の話がおもしろくなるのはその先だ。

「月桂樹の枝って、腐らないんですよ。水につけておいてごらんなさい。時間が経っても腐らないですよ。それくらい強い木なんですね。腐らないんですから、反対に腐った状態、腸内に悪い細菌がはびこっているとか、ガスがたまるとか、そういう時に効果を発揮します。神話の世界では、月桂樹といえば太陽神アポロンですね。アポロンが恋に落ちて追いかけたダフネは、何の木に姿を変えましたか？　そう、この月桂樹です！　月桂樹は神聖にして力に満ちたいのちの象徴なのです。古代ローマのシーザーも、この月桂樹の葉の冠を頭に乗せていたでしょう？　月桂樹は偉大さの、そして勝利の象徴でもある。実際、戦う時とか試験を受ける時とか、ここぞという時、集中力を高めたい時に、月桂樹の精油は効果を発揮します。自分に自信がない時、なにかが怖い時、大きな力になってくれますよ！」

ミシェル先生もベルナール先生と同じように、分子化学から植物学、歴史や文学まで、実に幅広い知識を備えた方で、人間への洞察力は深く、まなざしはどこまでも温かい。もともと西欧医学の薬学を修め、病院に長く勤めたが、ひとつの薬を処方するとその副作用をカバーするためまた別の薬を処方する、という悪循環がたびたび起こる西洋医学のあり方に疑問を抱き、アロマテラピーの道を歩き直し、極めた方だ。

東洋医学とアロマテラピーの相性のよさや重なる部分にまっ先に気づき、理解した人でもある。先生の代表的著作、*Traité d'aromathérapie scientifique et médicale*（科学的・医学的アロマテラピー概論）は私にとってアロマテラピーのバイブルだが、世界中の伝統医学についての考察にも一章が割かれている。

先生の魅力に惹かれて、三年に渡ってその授業に通うことになったが、毎回、授業は、植物や樹木の神秘の世界の扉がそっと開かれる、心躍る時間であった。神話や文学に記されてきた植物と人間の深くも長いかかわりの歴史を発見する楽しみも尽きなかった。

ある土地である気候のもとに育った植物と、別の土地で別の気候のもとに育った植物は、同じ植物でも精油の分子構造がちがってくる。精油に通じる過程は、植物であろうと人間であろうと、個々のいのちの複雑さやあり方に気づくことだった。いのちがますます愛おしいものとなった。

いまでは、喉の痛みや咳などの風邪の諸症状、冬のインフルエンザ予防、打撲、筋肉痛、火傷、肌荒れ、疲れ、ストレス、食当たりなど、日常的な健康管理は、一〇種類くらいの精油を常備しておくことでたいがい乗り切れるようになった。動物よりずっと先に地上に現れ、太陽と水と大地のエネルギーだけで、現在に至るまで生き延びてきた植物たち。その遺伝子の中に営々と受け継がれている知恵とたくましさを、謙虚な思いで拝借している。

第 4 章

施療室に吹きだまる言葉たち

「手当て」が癒すもの、変えるもの

東洋医学を学び、指圧による施療を始めて以来、私はいのちという灯火の揺れにいっそう敏感になった。いのちは振動であり、リズムであり、たゆまぬ循環であり、揺れ続ける振り子のバランスのようなものである。

からだの上に手を置き、無心にその振動に耳傾ければ、からだは教えてくれる。どこが詰まり、何が塞き止められ、どのようにバランスが乱れているのか。でも、多くの場合、私たちは自分のものだと信じて疑わないからだの発するささやき声など無視して生活している。

季節がめぐるように、からだの「気」もめぐっている。季節がめぐるように、人生の季節にも色がある。春の青、夏の赤、土用の黄、秋の白、冬の黒。季節に合わせた微調整を心がけ、季節の色それぞれの味わいを寿《ことほ》ぎ、五臓六腑がひとつの生命体として働いてくれることに感謝しつつ生きることを、指圧を通して私は学んだ。

もちろん鍼治療も漢方も素晴らしいが、指圧の最大の魅力は、「触れる／触れられる」という関係性の中にある。施療は、相手のからだに触れることを通していのちの振動に触れる作業だと言える。「手当て」という言葉が示すように、どの文明においても、患部に手を当てるという原初的な行為が治療の始まりであったにちがいない。いま、患者のからだに手を触れる医者が一体どれだけいるだろう。

東洋医学の知識や技術がいくらあっても、いい指圧ができない人がいる。それは「手当て」の心が習得できなかった人たちだ。施療者は、天と地の気が交わる場所としての患者のからだに手を置いて、いわば「手」で耳を澄ましつつ、施療をする。指圧という手技（テクニック）で気の滞りを取り除くのはもちろんだが、天と地と人を結ぶ気のめぐりの大きな輪の中に介入することで、施療者は、患者の気が滞りなく巡り始めるための媒介者、架け橋となる。手はそのためのスイッチのようなものである。圧を加える経穴は、気の流れを確認するための覗き口のようなものと捉えればいいだろう。

こういう種類の「触れられ方」が存在するということに、初めて施療を受ける患者はたいていびっくりする。性的であったり、暴力的であったり、「触れる」という行為には重すぎる意味が託されている場合が多いが、指圧施療における「触れる／触れられる」の関係性は、いのちへの共振とでも言おうか、「あなた」とか「わたし」とかを超えたものへのコネクションを試みる作業である。だから、施療者の手は施療者の手でありながら、いのちを慈しむ、より大きな存在の手となり得るのだ。

皮膚（肌）は、香りを感じる器官に勝るとも劣らず、直接無意識に働きかける感覚器官だ。しかも皮膚は全身を包んでいるのだから、最も巨大な感覚器官だと言える。

羊水の中で遊んでいた胎児の時の記憶、母親の乳房にかぶりついていた時の記憶、初めて蒸し暑さに汗腺を開いた時の記憶、刺すような北風の冷たさに初めてさらされた時の記憶……。私たちはまず皮膚を通して世界を学んできた。言葉よりずっと以前、視覚よりずっと以前のことである。目が世界を認識する以前に、皮膚を通して、私たちは自分たちを取り巻く世界を抱擁した。その皮膚の上に他人の手が当てられ、あるシグナルを発する。そのシグナルは、まっすぐ、その人の一番深いところへ届く。だからこそ、「手当て」だけが癒すもの、癒せるものがあるのだ。

さらには、患者の声（言葉）に耳傾ける姿勢も施療における要の部分だ。患者は、最初は「ここが痛い」と言うだけかもしれない。「眠れない」と言うだけかもしれない。だが、施療を受けるうちに、指圧独特の「触れる／触れられる」関係性によって、「何か」が動き始める。皮膚を通して送られたシグナルに反応し、その身体的な反応が契機となって、患者自身が知らず知らずのうちに自分の奥深い場所へ降り立ってゆく。

奥深い場所とは、どこだろう。「心の奥深いところ」ではあまりにうすっぺらな言い方になってしまう気がする。その人の存在の根源、とでも言えばいいのだろうか。そんな深いところに降り立った時、人は虚飾を捨てる。施療室で交わされる「会話」は、だから最初はごく表面的であっても、ごく自然に本質的な「対話」に移行する。施療者は、発される言葉をさえぎらず、寄り添おうとすることに徹する。すると、患者はたいてい自分で答えを見つける。

医療の現場では、「痛い」とか「苦しい」とか患者が発した言葉の奥にあるものにまで耳を澄ませようとする姿勢にはなかなか出会えない。医者の使命は英語の「キュア」（治療）であって「ケア」（癒し）ではないし、第一、ひとりの患者にかけられる時間は限られている。

医者との関係において、トラウマを抱える人は意外と多いのではないだろうか。私も忘れられない事件がある。夕食の席で、突如、激しい頭痛に襲われた。ふだんから頭痛とは縁がない私には未曾有の経験だった。翌日になっても治らないので、予約なしで飛び込める医者にかかった。親切な女医さんだったが、何もないと言われ、頭痛薬を処方されただけだった。だが、よくならない。ズキン、ズキンと怒涛のような頭痛だ。

三日経ってもよくならず、かかりつけの医者のもとを訪れた。やはり何もないと言う。その帰り際、秘書が私の住所を見て、「ご近所のクロディーヌさん、先日亡くなったのでしたよね」と声をかけてきた。クロディーヌもここの先生にかかっていたのか、と思いつつ、私は答えた。「そうなんです、まだ七〇歳にもなっていなかったのに……」

外へ出て、交差点の反対側の薬局に向かおうとして、急に喉元が苦しくなった。喉が詰まるようで、唾が飲み込めなくなってしまった。不安感でいっぱいになりつつもようよう向かいの薬局までたどり着き、弱々しい声で症状を説明した。薬剤師さんは、その足で医者に戻ってもう一度診てもらいなさいと言う。言われた通りにした。医者は戻ってきた私を見て驚いた様子だったが、すぐに診察室に通してくれた。喉のあたりを診察して、やはり首を降る。「何もありませんよ。ほら、あなた唾を飲み込んでいるじゃないですか。気のせいですよ」

何もないなんてことはない！　本当に飲み込めなかったのだから！　と、叫びたいのだが、何もないと宣言されると、患者としては、はい、そうですか、私がどうかしているのかしら、とつい引き下がってしまう。私は無力感に包まれたまま、すごすごと家に帰った。

そしてハタと気づいたのだ。三軒先のクロディーヌが亡くなったのは二日前のこと。その前日の日曜日、私は病院に彼女を見舞っていた。癌の末期だった。そうと知りながらお見舞いを先に伸ばしていたことに、私はいくばくかの罪悪感を感じていた。受付で教えてもらった病室の前まで行き、ノックしても返事がない。そっとドアを押すと、白い壁に囲まれた病室で彼女はひとりきり、チューブにつながれて横たわっていた。看護師も家族もそばにいない。眠っているのか、眠らされているのか、意識はないようだった。

私は途方に暮れて、何ができるのかとうろたえるばかり。「クロディーヌ」と話しかけても、苦しそうに呼吸しているだけ。「娘さんがもうすぐ来ると思うよ、足をさすろうか?」チューブが邪魔で、足しかさすれない状態だった。私はむくんだ足を両手で包んでさすった。冷たかった。死期が近いのだろうことを、私は全身で感じた。

思えばその日の夜からだった。激しい頭痛に襲われたのは。そして、唾が飲み込めなくなったのは、医者のところで秘書がクロディーヌの死に触れた直後だった。自分ではそれほど意識していなかったが、隣人の死は相当、身にこたえていたのだった。

クロディーヌは孤独な隣人だった。それぞれ父親のちがう三人の子どもがいるが、会いにくるのは下の娘だけ。息子たちの家庭と折り合いが悪いらしく、そのせいか、人とのつながりを求めて、近所の人をよく家に招待しては大盤振る舞いをした。家の中が清潔とは言えないので、みなありがた迷惑でもあった。

若い時はアルコール依存ぎみだった時もあるらしい。身を持ち崩したような男性といっしょに暮らしていた時期もあったらしい。要は「問題児」のご近所さん。パジャマに近いかっこうで前の道をうろついたり、日曜の朝七時に「クロワッサンのおすそ分け！」などと言って、隣家の呼び鈴を鳴らしたりするなど、常識はずれの行動に出る人だった。近所の人たちは迷惑を被りながらも、それでもどこか憎めないでいた。

私が見舞いに訪れた時、看護師さんたちは必要な処置をすませ、家族はそれぞれ用事があって、たまたまそばにいなかったのだろう。だが、病室でひとり死に向かっていくクロディーヌの孤独な姿を目にしてしまい、それを予想していなかっただけに、私は思っていた以上に強烈な衝撃を受けたのだ。頭は冷静に、身の回りに起こることを受け止め、消化しているつもりでいるが、身体は嘘をつかない。

自分でも気づかぬうちに、クロディーヌはその個性で、単なる「ご近所さん」を超えて私の心にしっかり住み着いていたらしい。ショックは頭痛となって私を襲い、たまたま秘書にかけられた何気ない言葉が追い打ちをかけて、喉もとを締めつけたのだ。

そんな事情を知らない医者は、診察して病名をつけられるものは何もないのだから、「何もない」と言う。私の痛み、私が受けたストレスは紛れもなく存在するのに、からだが叫んでいるのに、それを「ない」と言う。もちろん、私自身すら気づいていたわけではない。だが、もう少し対話する時間を取ってくれていたら、医者との対話の中で、自分でその原因に気づいたかもしれない。

「何もない」という医者の言葉は、私の耳には冷厳な「拒絶」として響いた。

時にはコントロールするのをやめてみよう

施療を通して、患者自身に自分のからだと心に耳傾ける姿勢が生まれてきたら、施療者としては本望である。

クレールは三五歳の歯科医。結婚して五年が経つ。子宝に恵まれず、一年前から不妊治療を始めているが、なかなかうまくいかない。夫は協力的だし、生活も安定している。子どもがいないことだけが若いカップルの生活に影を落としていた。エネルギッシュでチャーミングな女性だが、時々右目の端をヒクヒク動かすチックが気になった。生理はかなり不順だと言う。

「腕の力を抜いてくださいね」と言っても、なかなか力が抜けない。「自分で持ち上げないで、私の手に委ねてみてください。何もしないでいいんですよー、私が向きを変えますからー」といくら言っても、自分でやってしまう。こういう患者さんは意外と多いので私も慣れてはいるが、クレールは特別、力を抜くことができない人だった。がんばり屋さんなのだろう。

「ホルモン治療を続けてきたけれど、うまくいかない。このままなら、来年あたり体外受精に踏み切ろうかと思う」と言う。不妊治療をいろいろ試みた結果、最後の頼みの綱といった感じで、指圧施療にやってきたのだ。子作りにも一生懸命な気持ちが伝わってくる。しかし、子どもばかりは「授かりもの」。「つくる」のではなく「授かる」ものだ。

「恋も〝tomber〟（落ちる）、妊娠も〝tomber〟と、同じ「落ちる」という動詞を使うでしょう。つまり、そうしようと思ってそうなるものじゃないということ。まずは、からだをリラックスさせることから始めましょうね」私はこう言って、一回目の施療を終えた。

次の施療の予約を取るために電話してきたクレールの声は弾んでいた。数年前から極端に不規則だった生理の周期が、どんぴしゃ元に戻った、と言うのだ。私自身も、たった一回の施療で、とびっくりした。具体的な変化に勇気づけられて、クレールは定期的に施療に通ってくるようになった。しだいに私もクレールのことを知るようになる。

三人姉妹の長女で、父を早く亡くし、母親の手で育てられた。いつも成績優秀な子だった。歯科医になったくらいだから、意志が強くて努力家なのだ。頭もよい。でも、努力家で頭がよい人の困る点は、頭ばかりが先行してからだが置き去りにされることが往々にしてあることだ。脳は計算上手だ。責任感もある。でも、わりと小心者で、いつも先回りして安全かどうか、このチョイスが正しいかどうか、頻繁に状況判断をして身構えている。でも、というか、だからこそ、時には脳にお休みいただくことも必要なのだ。

施療はからだの奥に働きかけ、深いリラックスをもたらす。その快さについ騙されて、脳がちょっとだけ、ぼーっとしてくれるといいのだ。

施療を重ねるうちに、彼女自身が少しずつ、本当に少しずつ変わっていった。施療では、必要とあれば呼吸指導もする。次第に呼吸が深くなり、からだの力も徐々に抜けるようになったが、チックは早々には消えなかった。回数は減ってきた気がする。だが結局、妊娠には至らず、半年後に予定していた通り体外受精を試みた。そして、なんと一回で成功した。一回での成功率は当時二〇パーセント未満であったから、快挙である。それが施療のせいだったかどうかはわからない。だが、クレールはそう確信しているようだ。

「指圧施療を受けるようになって、自分の中で何かが変わったと思う。少なくともここでこうしてからだを横たえたら、全身の力を抜けるようになった」と笑う。

そう、頭でっかちすぎるとからだの方が根を上げてしまう。時には脳にお休みしてもらって、すべてをコントロールするのをやめてみよう。その代わり、からだが何を必要としているのか、ひたすら無心になって耳を澄ませてみよう。

テオも「超」がつくほど優秀な青年だった。二四歳。小さい時から飛び級し、いまはエンジニア系でトップのグランゼコール（大学とはまた別のエリート養成機関）修士課程に籍を置くが、なかなか卒業できない。授業に出られないからだ。不眠症で昼前に起きられない。鬱病に陥ってしまい、スポーツ万能だったはずの体力は、初めて会った当時、限りなくゼロに近かった。両親の元で暮らしながら、自分なりにあらゆる本を読んで苦境から脱出しようとしている。優秀なので、理解力は抜群だ。瞑想を勧める精神科医に出会って以来、瞑想法によってかなりの心の安定を得ることができるようになったと言う。

「僕はずっといい子を演じてきた。自分じゃない別の「テオ」を演じてきた。そのことに気づいてから、つらくてつらくて……」。頭脳明晰でアイデアはいっぱいあるので、夜中にパソコンに向かう。止まらなくなった脳の神経回路がパソコンといっしょに加熱してヒートぎりぎりまでいく。そして眠れない。自己分析がちゃんとできる頭のよさが仇となって、施療の間も滔々と語り止めない。何を言っても、「わかってる」と引き取り、自分で解説を始めてしまう。私の言葉はなかなか届かない。自分のからだをひとつのまとまりとして意識できていない。

二、三年に渡って伴走した成果が少しはあったのか、ほかの治療法が功を奏したのか、おそらく総合的な努力の甲斐あって、パリで自活するまでになった。その後、どうしているのだろう。社会生活を営めているのだろうか。自分でない自分を演じる努力と、正直に自分であろうとする努力とのはざまで苦しむテオに、自分を投げ出してただ呼吸すればいい、そんな空間を十分に提供できたのだろうか。時々、青白くも繊細なその横顔を思い出す。

痛みは語る——「まとまり」を取り戻す

痛みが主観的なものであることはよく知られている。痛み自体は危険というより、からだの発するアラームである。アラームをキャッチしたら、アラームを止めることに躍起にならず（たとえば薬で痛みを止めるなど）、しばし立ち止まって、アラームが鳴る原因を探りたいものだ。

第1章に登場した五〇代のミシェルは、もう一〇年以上、定期的に指圧施療に通ってくる。最初に出会って、開口一番、「リラックスってのは、僕にはできない芸当なんだ。しろって言われても無理、絶対できない」、と宣言した時の彼の姿が忘れられない。

喘息持ちで、鼻炎、背の痛み、脚のしびれと痛み、頭痛などさまざまな症状を訴え、しょっちゅうかかりつけの医者の元に走る。薬漬けにするのを好まない医者であったのは、彼にとって不幸中の幸いであったかもしれない。

運動とは無縁の仕事人間で、激務に加え、前妻との間にもうけた子とひとり再婚家庭でもうけた三人の子を背負って立つ。背中の左側が盛り上がって変形するほど、長年の緊張が体型に現れている。肝経と心包経が常に興奮状態で、ひとときも心休まる時がないようだ。肝経は不規則な食生活のせいもあるが、一筋縄ではいかない企業内の人間関係が肝の気を傷めているのかもしれない。心包経はストレスがストレートに現れる経絡である。

「毎回、頭のてっぺんからつま先まで全身を施療します。痛いところだけマッサージするわけではありません。『気』の流れがあちこちで堰き止められて、言ってみればからだがバラバラになっている状態なので、からだをひとつにまとめることを目指しましょうね」という私の言葉に半信半疑。それでも、一回目の施療で何かを感じたようで、以来、欠かさず二週間に一回、施療を受けるようになった。

二、三年経つと、何も運動をしないでいるとダメだと自らジョギングを始め、食べ物にも気をつけるようになり、呼吸の仕方も変わった。指圧によって、快いからだのまとまり感を体験した結果、施療を受ければ短期間ではあってもその状態に戻れることを学習したからである。

指圧を薬のように「消費」するだけでは、それは頭が痛い時に頭痛薬を飲むのと同じで、根本的な解決策にはならない。からだがまとまった時の感覚と気の流れる心地よさの体験をきっかけに、本人の中で自分の習慣をひとつでも変える意思が動き出せば、しめたもの。ただし、そこへ到達するにはある程度の時間がかかる。

ミシェルの仕事のリズムは、残念なことに今現在も相変わらず同じだが、少なくとも指圧には定期的に通ってくるのだから、それだけでもよしとしよう。もう冬でも鼻炎に悩まされることはなく、痛みを訴える回数は激減した。それを指摘すると、「ああ、そう言えば……」。本人は忙しすぎて気づいていなかったようだ。でも、「指圧がなかったら、どうなっていたか。今ごろ心臓麻痺でも起こしていたかも」と、自ら認める。「少しは自分が変わった気がする。指圧に出会ったことはぼくの宝物……」

どこか照れ臭そうに、ミシェルは目を伏せて言った。

アニー（四三歳）の場合、ちょっと特殊な症状だった。住んでいるアパルトマンに、以前の住人だった男の幽霊（？）が時々現れるのを感じて苦しんでいた。アルコール依存症の男だったにちがいない、と言う。部屋でアルコールの匂いを感じる時もあるそうだ。

断っておくが、アニーは非常に聡明な女性で、広告関係の仕事をしながら、名の知られた出版社から本を出している作家でもあった。頭がおかしいと思われるので、この話をしたのは私が初めてだと言う。信頼されているのは光栄だったが、最初は私も戸惑った。アニーはさらに、自分の左腕が不在だという感覚に悩んでいた。痛いというのと少しちがう。施療を受けるたびに、その左腕の感覚が戻ってくるのを喜んでいた。

幽霊に関しては、私は聞き役に徹して、心理分析まがいの受け答えをしたことはない。ただ、彼女が話せば相槌を打ちながら聞き、彼女の体験を否定するようなことは決してしなかった。施療を続けるうちに、彼女は今のアパルトマンから引っ越さねばならない、と言い出すようになった。建物全体が資産のある親の持ち物なので、親も妹も姪も自分もその建物内にそれぞれアパルトマンを与えられて暮らしてきたが、そのことの不健全さに気づいたようである。住んでいる者はみな独身で、パートナーはいない。

左腕の不在感というのは、ある時、左腕から飛び込んでガラス窓を突き破ってしまった事故に由来しているようだった。なぜそんな事故が起こったのか、私は知らない。施療では、バラバラぎみのアニーのからだをひとつにまとめることに毎回専念した。「過剰」を流し、「虚」を補い、全体のバランスの調節をするのが施療である。からだがまとまると、精神もまとまる。禅僧の修行もそうだが、形（たとえば座禅の姿勢）から入っていけば、自ずと精神にも中心軸が通る。

気の流れが整えられるとからだがまとまり、からだがまとまると精神も整う。これは理論以上に、体験としての紛れもない事実である。からだがまとまると、自分のあるべき場所が、雨に洗われた大気にくっきり浮かび上がる虹のように知覚できるのである。はかなく消え去るであろう虹を生活の中に定着させるためには、あとは各自がそれなりに努力しなくてはならない。

健康を守るというのは、与えられた薬だけ飲んでいればいいというような、そんな安直なものではない。施療を生活の指針にすると、だんだん自分で自分のからだの揺れを察知できるようになり、ある程度は自分で調整できるようになる。そうなればしめたもの。生活のどこに無理がかかっていたのか、どこに偏りがあったのかを検証し、何かを変えるための一歩を踏み出す力が湧いてくる。

もちろん、指圧施療がこれといった効果をもたらさず、無力感に苛まれることもないわけではない。シャルロット（四六歳）はひとり娘を二〇年ほど前、五歳のかわいい盛りに脳腫瘍で失っている。クリスマスの直前のことだった。以来、年末になるとからだのあちこちが痛み、落ち込む。最も日が短くなるこの季節は生命力が最も低くなる季節でもある。自宅に閉じこもって友人を避け、食事を作る気力を失い、間食が多くなるので太る。太るとますます外へ出たくなくなる。悪循環である。痛み、便秘、手足の冷え、不眠。ひとつひとつの症状は医者へゆくほどではないが、重なれば本人にとっては辛い。気が滞って活力も抵抗力も落ちる。

毎年この時期になると、シャルロットからSOSの連絡が入るのだ。私もできる限りの施療を試みるのだが、毎年同じことの繰り返しで、出口が見えない。亡くなった娘の父親とは別れ、彼は新しい伴侶を得て別の土地に引っ越して行った。それがひとつのきっかけともなって、シャルロットは最近ようやく寝室を飾っていた娘の写真を整理した。それが目に見える具体的な一歩だろうか。

心が痛い、からだが痛い、それは同じことの表と裏かもしれない。シャルロットを見ているとつくづくそう思う。シャルロットにとっては、同じ建物に住むゲイの友人たちが家族のようなもので、ヴァカンスも彼らといっしょに過ごすことが多い。そうした心休まる仲間に囲まれていること自体が悪いわけではない。でも、更年期もそう遠くないことを考えると、そろそろ安全圏から飛び出して新しい出会いを求める時が来ているのではないか、と思うのだが、シャルロットにはその気がない。どこかで逃げているのかもしれない。

酷な言い方だが、痛い痛いと訴えて、痛みの大元の原因を除く行動に出ない人、出られない人は意外と少なくない。痛み自体や痛みを訴えることが、その人の存在理由になってしまっている場合もある。シャルロットはいつまでも娘の思い出を抱えてじっとしていたいのかもしれない。

親の愛情に恵まれなかった人たち

第1章、第2章で触れたように、フランスの女性たちの多くは、衒《てら》わずにさらりと自分のことを語る術を身につけている。大きな問題を抱えた人の場合、心理療法、精神分析、精神科の治療などを経て、それだけでは得られぬ何かを求めて指圧施療にやってくる人が多いので、そうした人たちはすでに自分を語ることの訓練を受けてきている。

ジョエル（五四歳）は、質問されるのを待つことなく、とうとうと自分史を語り始めた。顎の位置がずれているため、頭痛持ちで嚥下にも支障が出るほど。矯正装置を口に入れている。乳癌を八年前に患った。いつも便秘や不眠に悩まされ、それに更年期症状が重なり、体調が悪い時は喉から胃まで粘膜が荒れたり、膀胱炎になったりする。などなど、病のオンパレードである。

ジョエルは細身の長身で、あばら骨も肩甲骨もそして顎も、まるでコルセットをはめられて発達を妨げられたかのように窮屈そうな痩せ型の体型だった。日光を遮断されてただ上へ上へと伸びていったもやしのようだ。施療を始めると、指にほとんど力を入れていなくても「痛み」として感じるらしく、からだが触れられること自体を拒んでいるかのようだった。

ジョエルは実の母親から虐待を受けて育った。口ごたえなどもってのほか。物音ひとつ立ててても母親の怒りを買った。放尿の音さえ立てられず、幼い時から息をひそめてしていた。息を殺し、自分の存在をひたすら消すことが、幼いジョエルが身につけた生き延びるための方便だった。

成人年齢に達すると同時に家を飛び出し、以来、母とは会っていない。幸い夫になる人に出会って救われ、ほぼまともに近い社会生活を送れるようになった。しかし、五〇歳を過ぎて、いまだ母から受けたトラウマは底なし沼のように大きく口を開けたままだ。状態が悪い時は、今も自傷行為を繰り返す。壁に頭を打ちつけられずにはいられない。ありとあらゆる治療を試みながら、虐待の後遺症と闘っている。

私は抑圧によって十分に発育できなかったからだの上に手を置いて、暴力的でも性的でもない、「共振」とでも言うべき触れ合いが存在することをまず知ってもらおうと思った。

最初、からだは一切の応答を拒んでいた。ふつう、胃経の経穴に圧を加えると胃が反応してグルグルと音を立てるものだが、幼少期から声を立てることを禁じられて育った彼女のからだは、内部までが凍りつくような沈黙に支配されていた。無理をしてはいけない。彼女が曲がりなりにも築いてきたバランスを崩してはいけない。私は慎重に施療を進めた。

施療を始めてからゆうに一年は経った頃だった。「このごろ、からだの方がちょっとだけ指圧を受け入れられるようになってきたみたい」と、彼女が言ったのは。それまでは、施療のたびにかえって具合が悪くなることが多かった。施療の後、びっくりしたからだが反応して具合が悪くなることはたまにある。そのトンネルを抜ければよくなるのだが、患者にとっても施療者にとってもその期間は辛い。

からだが心地よさを知覚するや否や、ジョエルの脳はビーッ、ビーッと、激しく警戒警報を発するのだった。自分の欲望のすべてをシャットアウトし、自分の存在を消すことが彼女にとって長いこと「常態」であったから、自分に喜びや快さをもたらすことの一切は、いのちに関わる危険として知覚される。いくら頭で危険は去ったとわかっていても、反射的にからだは防衛体制に入る。生き延びるための手段として幼少時に全身に張り巡らされた警報装置を沈黙させるのには、途方もない時間がかかる。私はジョエルの顔がわずかにほころぶのを見て感慨深かった。

ジョエルはほんの一例にすぎない。幼少期に愛されたかどうかがその人の人生に対する信頼感を決定づけるという事実は、多くの患者の苦しみを通じて肝に命じられたことのひとつだ。誤解を恐れずに言えば、人の幸福感なり安定感は、幼少期に築かれた土台いかんだ。不眠症や言われのない不安感を抱えている患者の中には、ジョエルのように、幼少期の絶対的な愛情の欠如を抱えている人が多い。混沌として危険がいっぱいの外界から守ってくれるはずの母親から、幼児期に突き放されたり暴力を加えられたりした人たちが生涯引きずる苦悩は計り知れない。

子どもにとって、なにも優秀な親である必要はない。欠点だらけでも、不器用でもいい。子どもを愛して守ろうとした。それだけでいい。そんなごくふつうの親を持ったということが、実はどんなに恵まれたことかと、ジョエルを見ていて思わずにはいられない。

モーリシャス出身のルチミ（六〇歳）は家政婦として一八歳の時からフランスで暮らす。引退間近だ。移民二世代目の娘ふたりはそれぞれ家庭を築き、孫にも恵まれた。タクシー運転手の夫とふたり、身を粉にして働き続けてきたが、老後は島へ戻って家を買えるくらいの蓄えもできた。ようやくひと息つける。

はたから見れば安定した老後が待っている彼女の、言うに言われぬ不安感の正体が、私には長いこと掴めなかった。不安感は不眠となって現れたり、過食や腹部の膨張となって現れたり、不整脈となって現れたりした。施療を始めて二年くらいして、ルチミの故郷の母が亡くなった。その時、彼女がぽろっとこぼした言葉に、私はハッとした。

「きょうだいの中で、小さい時、私だけが里子に出された。どうして私だけが、とずっと思っていた。母親にかわいがってもらった記憶は一切ない」

愛された記憶があれば、人はなんとか生きていける。十分に愛されなかった時、人は生涯空洞を抱えて生きてゆくことになる。頭では納得していても、からだには辛かったり悲しかったり、言葉にできない苦しみの記憶が刻みつけられている。その人の年齢や過ぎ去った歳月とは無関係に、「欠如」はさまざまな症状になって現れる。そしてもちろん、それを乗り越えて生きてゆく力を人間は持っている。

カトリーヌ（五一歳）のように、自分の人生と果敢に闘ってきて、社会的な活動に結びつけている人もいる。彼女の場合は、母の再婚相手に苦しめられた。

自転車競技者だった義父は、カトリーヌを男の子として教育したかったらしい。過剰なスパルタ教育でスポーツを強要した。自転車、水泳、陸上競技。一五歳でマラソン四二キロを走らせられた。根をあげればビンタが飛んだ。凍りつくような外気の中に長時間立たせられ、放っておかれた。母は義父の側につき、一度だって自分をかばってはくれなかった。彼女も成人になると同時に家を出て、母親とのつながりは一切絶っている。母に対して愛情の破片《かけら》も残っていないと断言する。カトリーヌの半生は義父に対してというより、自分の苦しみを無視し続けた母に対しての怒りと闘いの半生だった。

理解ある夫とともに安定した家庭を築き、ふたりの息子はそれぞれ独立した。障害者の職場進出を支援する仕事に意欲を燃やしてきた。彼女はどこまでも前向きでダイナミック。弱者には損得勘定を超えて手を差し伸べる。母親の愛情の欠落を乗り越え、義父への憎しみをばねにして、自分の道を切り開くことに成功した例だと言える。

ただ、彼女の「肝」は滾《たぎ》る怒りに傷みつけられて息も絶え絶え。加えて、いわば「旅行症候群」を呈している。月に一度は海外旅行、それも飛行機を使ってかなり遠いところへ旅行に出かける。動き回らずにはいられない。空白の毎日が耐えられない。手帳をいつも黒く塗りつぶして、日常に「意味」を付加しないと不安でたまらない。旅行という非日常を生きることで、カトリーヌは自分の中の空洞を埋めているかのようだ。

心理分析、ヨガ、催眠療法、オステオパシー、肝臓洗浄法など、ありとあらゆる手を尽くして心とからだにつっかえ棒をしながら、自分の均衡を保っている。旅行も「つっかえ棒」のひとつ、義父に「自由」を奪われたことに対する復讐のひとつなのだろうか。

　そんな彼女をだれも批判はできない。人それぞれに必要なものがあって、人それぞれに心のバランスの取り方がある。いまも水泳選手のようにたくましい彼女の背に手を置くたび、子ども時代の彼女の背がどれほど母親の手の温かさを求めて忍び泣きしていたことか、と思わずにはいられない。

完璧な治療法はない

病なり痛みがひとつのメッセージだとしたら、それをまず受け止めることが施療者の義務である。「なんでもないですよ」はあり得ない。施療中に、「そこを押されると痛い。そのツボはなんですか?」とよく聞かれる。肺経のツボだと答えれば、「肺が悪いのですか?」と患者はさらに問う。そんな単純なものではないが、それがコミュニケーションの出発点になる。

患者と施療者の間にコミュニケーションが生まれるきっかけは、「症状」だ。むしろ、からだ自体がコミュニケーションを求めて「症状」を発した、と捉えるべきだろう。

患者は「ここが痛いのはなぜ?」と問う。「うーん、どうしてでしょうね」と私は答える。「わかりませんねー」と答える時もある。わからないと言うことは施療者として失礼には当たらない、と私は思っている。症状に対して施療をするが、私は医者とはちがうし、レントゲンを撮るわけではない。ましてや、患者の人生を知らない。「思い当たることはないですか？」と、むしろ問いを投げ返す場合が多い。患者自らが身近に起こったことを検証し、長年の生活習慣を振り返り、どこに偏りがあったのかに気づいてほしいからだ。ころんで捻挫をしたというような事故の場合さえ、対話をしているうちに、なぜころぶほど慌てていたのか、心が波立っていたのはなぜなのか、本人が気づく場合もある。

単に背中が凝っているような場合でも、姿勢からくる凝り、ある特別な作業をしたことによる凝り、いつも緊張していることからくる凝り、などいろいろな凝りがある。「どうして？」はとても大切な問いかけだ。右側だけが凝っている人、左の腰のあたりがいつも凝っている人。それぞれの症状はどんなに小さなものでも、その人の姿勢、つまり生き方を反映している。

施療者と患者はからだの発するメッセージを介してコミュニケーションを取り合いながら、ふたりで「いま」という時を共有する。それが施療だと私は思う。施療者の知識や技術が大切なのは言わずもがなだが、それより大切なのは「手当て」。手当てに始まって、手当てに終わる。手当てだけが、からだの深いところへメッセージを届ける力を持っていると私は確信している。手垢がついたかのような「指圧の心は母心」の標語は、言い得て妙である。

母の手は慈しみの手だ。手を当てることで施療者は全身を耳にして、患者のからだの声を聴く。その声に導かれて、あっちの気を流し、こっちの気を補い、そしてある瞬間、患者のからだは自分の発したメッセージが理解されたことをキャッチして、緊張を解く。この瞬間が大切である。

自分を縛っていた緊張から解き放たれると、自ずとふだんとはちがった別の思考回路が生まれる。「何をすればいいんでしょう。私が自分でできることはありますか?」という問いが思わず口を突く。こんな風に、からだの発したメッセージは、宿主を動かし始めるのである。

「どうしたらいいのか? 何ができるのか?」という問いに対して、私が答えられることはたいていが呼吸法、姿勢の保ち方、からだを滋養する食事の仕方、季節や体内時計に合わせた生活リズムの取り方、そんなところである。だが、まさにそれこそが健康生活の柱だ。

西洋医学であれ、東洋医学であれ、代替医療であれ、ひとつだけで完璧だという治療法はない。各分野のそれぞれの医療関係者が謙虚に互いのアプローチを認め合い、補完し合おうとする関係をめざすべきである。近所のオステオパシー療法士は、指圧の方が合っているのではないかと思われる患者を私のところに送り込んでくるし、私もオステオパシーの方が効果的かと思われる時は、連絡先を渡す。精神科医や心理療法士を紹介する場合もある。ひとりの患者のまわりに非公式の小さな医療チームができる場合もある。

ブリュノ（三九歳）は仕事ができなくなって五年になる。世界を飛び回るビジネスマンだったが、バーンアウトの末、両親の所有する田舎の別荘に引き籠った。そこでの孤独な生活がきっかけで、さらに奥深いところにあったトラウマが触発された。ひとりでいられない孤独恐怖症であると同時に、人との交流も怖い、つまり社会生活を営めない状態に陥ってしまった。

だが、退職後も市議会議員を務める、常に前向きでやり手の父親にとっては、息子の状態は理解を超えていた。「上から目線で人にアドバイスばかりしている」と、ブリュノは父親を批判する。父との確執が病気に輪をかけ、最も勢力的に活動できるはずの三〇代を、ブリュノは親の家に引き籠って過ごしている。孤独は耐えられず、かといって父親も耐えられない。しかし、いまの状態では親の家にいるより仕方なかった。

最初の頃、「施療直後、少しはリラックスしますか？」と問うと、「僕は不安感の塊なんだ。リラックスなんて、とてもとても……」と、自分を嘲笑うように答えていた。毎週、精神科医ひとりと心理療法士ふたりにかかっている。指圧が治療に何かをもたらすのか、本人も半信半疑だったが、勧める人あってとりあえず通い始めた、というところだった。

指圧施療をしても、別にいいとも悪いとも感じないらしいので、施療者として、さすがに無力感に打ちひしがれることもあった。ただ、諦めずに伴走を続けた。施療の時間だけは、目の前にいる患者と全身全霊で向き合う。その時間の共有の積み重ねが信頼関係を生み、ブリュノも次第に自分の変化を逐一報告してくれるようになった。

権威的な父親との度重なる衝突の末、父親と母親を説得して三人で心理療法士にかかり、家族療法にたどり着いたらしい。それも束の間、父親の方が投げ出してしまった。その後、心理療法士を変えた。すでに五回くらい心理療法士を変えている。彼の心の闇を前に、私も暗澹とすることしばしばであった。しかし、変化は二、三年後に現れた。

移民にフランス語を教えるヴォランティアを始めたのだ。もともと非常に聡明な人だった。デッサンの講座にも通い始めた。「このごろ、指圧のよさをちょっとは感じるようになった」と笑う。大きな進歩である。

ホッとする間もなく、長く通っていた精神科医と大げんかをして決裂してしまった。それで睡眠薬や安定剤が必要なのに薬がもらえなくなったと途方に暮れているので、私の知己の精神科医に事情を話し、空きがないところを無理して受け入れてもらった。精神科医は早々ブリュノの心理療法士と連絡を取り、どのような方向で治療を続ければよいかを話し合ってくれた。このようにして、ブリュノのまわりに非公式の小さな支援チームができた。

「キュア」は「ケア」と表裏一体となってようやく意味を持つ。その辺は高齢者の介護と大いに通じるものがある。指圧施療のできることなんて、西洋医学的に見たらたかが知れているかもしれないが、現場にいる患者にとっては計り知れない大きな支援をもたらすこともあるのだ。

施療者は今日も明日も、患者の「気」を整え、患者のからだをまとめる作業に専念するのみである。患者のからだが中心軸を取り戻し、「症状」を生んでいた偏りに患者自身が気づくお手伝いができたなら、それだけで指圧師冥利に尽きるというものだ。

第 5 章

言葉とどう向き合うか

「聴く／主張する」関係性の中に身を置く

ここまでフランスと日本のちがいを俯瞰しながら、またふたつの文化の間で生きる私個人の体験を語りながら、どんな形の医療であれ完璧なものはないから自分に合ったものを見つけて「いいとこ取り」をしながら健康を保っていこう、という提言をしてきた。非常にシンプルな提言ではある。西欧医学はからだをバラバラに分断しすぎて、その人の全体に向き合う姿勢がおいてきぼりにされがちだ。また、予防医学である東洋医学は、感染症や腫瘍など重い病が発病してしまった後では、治療（キュア）まで力が及ばない場合が多い。全能なる医療など存在しない。

だからこそ指圧、オステオパシー、ソフロロジー、ヨガ、瞑想法などをふだんからうまく取り入れて、西洋医学からもれる部分をカバーする姿勢がフランス人の間にも定着しつつある。その事情は前の章でもお伝えした通りだ。「症状」をからだの発するメッセージとしてとらえ、受け身でいるばかりではなく、好奇心を全開にして病気をきっかけにいろいろな形のアプローチに挑戦してみる姿勢を私は推奨する。からだのことは、やってみればなんでもおもしろい。

からだについて考えれば考えるほど、私が私と思って疑わない主体としての私に、数十年に渡って宿を提供してくれているからだというものに、尊敬の念を抱かずにはいられない。同時に、いのちの果てるまで同舟する運命共同体としてのこのからだに、深い愛着も感謝も湧いてこようというものだ。自分の心臓に手を当てて、「まあよく毎日、一刻も休むことなく動いてくれているね、ありがとう」と、時には語りかけてみよう。

私にとっては、中国五〇〇〇年来の叡智がつまった健康法である導引術や気功法、そして指圧に親しむことが、からだへの意識を高めるのに格好の機会を提供してくれた。そこにある「聴く」という姿勢、からだの声に耳傾ける姿勢こそが、フランス人たちを魅了してやまない東洋の得意とする健康維持法である。私たち日本人は、もっと東洋由来の知恵に誇りを持っていい。

私の導引の指導者は八〇歳になるジャクリーヌ。彼女と分かち合う導引の時間は、いつも瞑想から始まる。瞑想というと難しそうだが、自分の呼吸に集中することから出発して徐々に自我の手綱を解き、外の世界に自分を開いてゆく過程は、思考とは根本的にちがう「聴く」「耳傾ける」姿勢である。その「聴く」は、理解のための思考の過程ではなくて、脳裏に去来するものをいなしながら五感を全開にすることと、自分の内部に降り立つことが、同時並行的に行われている状態を指す。「聴く」姿勢を保つことが、心とからだをいい状態に保つために真っ先にしなくてはならないことだと私は思う。

反対に、医者なり施療者に対峙して「語る」「主張する」こともまた大切だ。これに関しては、日本人はまだまだ苦手意識が強いことだろう。その辺は大いにフランス人に学ぶべきだと思う。自己は他者あっての自己である。お互いはお互いを写し合う鏡であって、他者は別の自分に出会うための鏡でもあるのだから、少しくらい矛盾が生じても、自分を他者に語ることを躊躇する必要はない。語ることから開拓される地平もあるだろう。他者との関わりなしに、自分というものは豊かにならない。文化的・歴史的に自他の境界線が曖昧な日本で、ただ自分を語れと言っても無理があるのは当然だが、その壁を少しずつ切り崩して自分を外に向かって開いてゆく努力はこれからの時代、不可欠である。

日本に一時帰国していた時に出会った、電車の中でのささいな出来事が今も心に引っかかっている。居眠りしていた男性が、ハッと自分の降りる駅だと気づいて慌てて飛び出して行ったのだが、その時にズボンのポケットから携帯が落ちた。すぐそばに立っていたふたり連れの若い女性はそれに気づいたが、「あっ」「あっ」と言って口に手を当てたまま顔を見合わせて動かない。サッと携帯を拾って「落ちましたよ！」と声をかけるのをためらっているのだ。それは時間にしたら五〜一〇秒くらいのことだったかもしれないのだが、そのままドアが閉まってしまっていたかもしれない。ずいぶん長いこと（と私には思えた）逡巡してからようやく拾って（その時には気づいた当人が引き返してきた）、相手に渡すことができた。離れたところに座って一部始終を見ていた私は首をかしげた。瞬間的に行動に出ないのは、人前で大声を出すことがためらわれるからだろうか？　フランスではあり得ない不思議な光景であった。

予想された事態でのお決まりの対応はできるが、突発的状況では頭もからだも硬直してしまって動きが取れない。いま必要な行動が何であるかより、あるべき手順とか体裁にとらわれてしまって動きが封じられるのだろうか。

またある時、初めての日本旅行から戻ったフランス人女性に、日本はどうでしたか、と尋ねた。「とってもよかった。ただ、日本人と話す機会がほとんどなかったのが残念」。そう言いながら、ちょっとがっかりしたことの例として、ふたつの体験を話してくれた。

そのひとつ。東京駅の階段を下りる時、足を踏み外してしまったそうだ。派手にころび、お尻で数段を滑り降りた。その時、まわりにいた人たちがサッとよけたというのだ。大丈夫ですか？　と声をかけた人はひとりもいなかったそうだ。二〇歳の息子がそばにいたのだから、まあ、必要なかったのかもしれないが、これは彼女にとってはかなりショックな体験だったようだ。

もうひとつは、喫茶店の窓際でお茶を飲んでいた時のこと。突然降り出した激しい雨に、子ども連れの家族が喫茶店の軒下に避難してきた。喫茶店はいっぱいだったが夕立はなかなか止まず、彼女はかわいそうになって、ガラスの向こう側の家族に合図し、自分のテーブルに招き入れた。家族は恐縮しながら入ってきて、雨がやむまでの時間を、彼女のテーブルで家族どうし固まったまま過ごした。その間、外国人である彼女と会話しようとする素振りは一度も見せなかった。彼女にはこれまたショックであった。「どこから来たんですか？　旅行ですか？　って、お世辞でもちょっとくらい興味を示してくれたらよかったのに」と苦笑いする。

おそらくこの家族は、何語で話していいかわからず戸惑っていたのだろう。英語は得意でなかったのかもしれない。知らない人に質問するなんて失礼なことだ、という配慮が働いたのかもしれない。

それぞれは取るに足りない日常のひとこまだが、日本の人の多くが「他者」に関わりを持つことを恐れる傾向が如実に反映されているエピソードだ。身内どうしでは饒舌でも、部外者や外国人にはどう対処していいかわからない。どういう言葉を発していいのかわからない。突発的な事態の場合は、いっそうその傾向が強まる。

第1章でも述べたように、フランス社会はみなが同じ考え方、同じ行動を取るような社会ではないし、個性が尊重される社会なので、隣の人と自分は同じだとは考えない。すぐ隣に座っている人は最初から「他者」として認識される。もちろん、現実はもっとニュアンスに富んだものであって、各社会階層の中で、その階層の人たちに共通の暗黙のコードが存在するが、基本的にはそういう認識である。移民社会でもあるので、相手の文化が自分のそれと同じとは限らない。だからかえって、人とは言葉を通してつながろうとする。自分を主張するし、他人にアプローチすることを厭わない。緊急事態に際しては、さっと手を差し伸べる。他者に関わることを恐れはしない。自分を主張する分、他者も認める。人の話に静かに耳を傾けるのは下手かもしれないが、少なくとも無視はしない。手助けしても押しつけがましいところはない。必要なことを済ませたらさっとその場を去る。

こうしたフランスのいいところと日本のいいところ、つまり「主張する」ことと「聴く」こと、その相互作用をうまく利用できるようになると、医療の現場でも、自分の問題がより明確に見えてくるのではないだろうか。

医者や施療者には、何をおいても謙虚に「聴く」姿勢が求められる。患者を年齢や症状で、あるカテゴリーに押し込めるのではなく、まずはその人の訴えの全体を受け止める。アドバイスをするより、「聴く」姿勢こそが「ケア」の心である。しかも患部だけでなく、ひとりの生活者、社会人としての患者の総体を診る。それが本当の「ケア」というものだろう。

パリで、口腔外科として口腔内の治療を長年続けた末、歯肉の炎症など理由のはっきりしない症状の場合は精神的ストレスが原因であることが多いのに気づき、鍼治療を学んで東洋医学に舵を切った女医を知っている。いまは公立病院で外来と自分の診療所での鍼治療と、両方を補完的に行っている。「キュア」と「ケア」を兼ねることの重要性に気づいたこの医者のアプローチの仕方は、施療者の理想に近い形かもしれない。

患者の側も、「症状」というからだのメッセージを真摯に受け止め、自分の生活を振り返りつつ、家族環境や社会の反映でもある自分を客観的に語ってみる必要性に気づくべきである。双方からの「聴く」と「語る」のアプローチにより、より効果的な対応策が自ずと浮かび上がってくるはずだ。従来の医療ヒエラルキーに支えられた上から下への通達でなく、あくまで双方のやり取りの中でからだのメッセージを解読してゆく姿勢こそが、医者または施療者と患者の理想的な関係ではないだろうか。

弱くてもいい、のこころ

「陰極まれば陽となり、陽極まれば陰となる」と、東洋医学の基礎をなす陰陽論では言う。陽は外へ向かうもの、動的なもの、明るいもの、陰は反対に内へ向かうもの、受動的なもの、暗いもの、と捉えていいだろう。自然界もからだも、この世のすべては陽と陰の組み合わせで成っている。ただ、陰陽論のすごいところは、単なる二元論ではないところ、これが陽であれが陰、と固定されてしまっているわけではないところである。今ここで陰のものも場合によっては陽に転じ、陽のものも陰になるという転換が起きる。

たとえば性で言えば男は陽、女は陰と言えるが、親子関係における母親と息子の関係においては、親である母が陽となる。状況や、対するものによって陰と陽の関係が変わるのである。からだの上方の胸腔内にある「心」や「肺」は陽で、下方の腹腔内にある「肝」「脾」「腎」は陰と捉えるが、「心」と「肺」の関係においては「心」が陽で「肺」が陰とみなされる。あくまで相対的なものであり、常に変化し生成する世界の中での位置づけとなる。

健康とは、反発しつつ補い合っている陰と陽のバランスの別名である。陰が強くなりすぎても、陽が強くなりすぎてもいけない。西洋医学的に言ったら、ホメオスタシス機能がうまく働いているということになるだろうが、無理して西洋医学と東洋医学を重ねる必要もないだろう。

バランスの問題である以上、ただ強ければ健康というわけではまったくない。健康な人というと、スポーツマンで、すべてに行動的、なんでもポジティブ思考、食欲旺盛で物怖じしないタイプを想像しがちである。陰陽論を基本理論とする東洋医学の見地からすると、そういう人は陽が強すぎてだいじょうぶかな、とかえって心配になる。強い人は強いなりに、弱い人は弱いなりに陰陽のバランスがとれていればよいのである。「弱くても健康」でいいのだ。「老いてもそれなりに健康」であればいいのだ。健康とは、むしろ自然治癒力がうまく働いている状態であり、弱さの中にもバランスを追求することである。かえって強い人の方が折れやすかったりする。

私自身、衰えが見えてくる年齢に達し、弱さを認識し、自分の生活を振り返ることが、指圧を学ぶきっかけをつくった。弱くてもいい、自分なりのバランスがとれているのならいいのだと思えば、老いに対する恐れもやわらぎ、心が軽くなりはしないだろうか。弱いからといって変な劣等感を持つ必要はない。世の中は強者のものだと思いがちだが、陽極まれば必ず陰に転じる。「盛者必衰のことわりをあらわす」という平家物語の冒頭の言葉は、自然界も含めたこの世の掟なのだ。

季節と同様、人間のからだも移ろう。一日の間で、「気」は潮の満ち引きのように臓腑から臓腑へと移動していのちを維持している。いのちはいつも揺れながらそのバランスを保っている。健康とは不動の固定された状態を言うのではなく、揺れ動くものだということを肝に銘じたい。しなやかに枝を揺らして風をいなす木のように、さまざまな外界の攻撃をうまくかわしていければいい。ひとたび病原菌が体内に侵入してしまった時に十分、自然治癒力を発揮できるよう、ふだんからからだの陰陽バランスに気をつけておく。強い人は強いなりに、弱い人は弱いなりに。

からだが弱かったりなんらかの障害があったりする人の方が、弱いところがあるゆえに自分の内面を深めるチャンスに恵まれていることが多い。江戸時代、当時にしてはかなり高齢の八四歳まで生きた貝原益軒は、八三歳で実体験に基づく『養生訓』を著した。当時いわばベストセラーとなった書である。

「人の心は、つねに静なるべし、身はつねに動かすべし」をはじめ、貴重な「訓示」が散りばめられている。貝原益軒は病弱だったからこそ養生に励み、内面を深め、あの時代に稀な長寿を全うできたのだ。弱さは強みであるとも言える。

ずっと昔に出会った、あるパーキンソン病の人の言葉が忘れられない。彼はウィンクしながらさらりとこう言ってのけた。

「この病気を抱えている以上、少しずつからだが不自由になってゆくことを止める術はないんだ。このごろは、右手の小指がうまく動かなくなってきた。もちろん困るんだけど、どこかで自分のからだの変化を楽しんでいる自分がいる。小指が使えなくなると、ほかの指の使い方を変えてみたりする。すると、自分のからだの別の可能性に気づく。こうやって、不自由ゆえに新しい地平が拓かれる。今は、そんな自分の今後にとても興味があるんだ」

あっぱれだと思った。決定的な薬がまだない病を抱えているのだから、ことは深刻だ。気の持ちよう、などというお手軽な相槌ではすまされない。しかし、この人は、弱さや衰えや障害をきっかけに、自分のからだの未知の可能性を探索している。決して平坦な道ではないだろうが、その過程で自分の内面を深めることができるならば、それが本当の意味での強さであり、人生の豊かさなのではないだろうか。

だから、弱さや障害や年齢による衰えを嘆くには当たらない。内面の豊かさや深さは、その人を内側から照らし出す。しかも、その光はまわりの人たちをも照らし、希望や勇気を与える。

かつて近所に暮らした一〇〇歳近い隣人は、「もう生きていたってしょうがないんだけど、神様がなかなかお迎えに来てくれないの。もうなんの役にも立たないのにねえ」と、立ち話をするたび、申し訳なさそうに微笑むのだった。いつもおしゃれをして杖をつきながらも買い物に出ていく姿に、彼女よりずっと若いはずの私はなぜか励まされた。声をかけるといつも温かい微笑みを返し、幼かった息子の頭をなでてくれた。

「あなたがその年まで、老いた姿を『さらして』生きてくれたってことは、私にとって大切な宝物なんですよ」と、いまは亡き彼女に語りかけている。一〇〇歳を超えてからの最晩年は養老院での生活となった。亡くなるちょうど一年ほど前、地方の養老院までわざわざ彼女を尋ねていったのも、彼女の内面の光に導かれてのことであっただろう。彼女の姿は、いまも私の心の奥に消えない灯火となって生き続けている。

五行説で言う木、火、土、金、水の五大要素が相互に影響し合いながら宇宙をつくっているように、個人と個人の間でも、相互に「気」のやり取りをしながら、私たちは互いのいのちを養っても削ってもいる。他者は自分と切り離された存在ではない。他者と自分はつながっている。できることならば、いい気を相手に届けたいものだ。

自然治癒力を高める――五感を開く

代替療法というのは、効果が科学的に証明されていないという批判を受けて貶められることが多いが、「科学的」というのは条件を一定にして、その中で効果を比べるというものである。しかし、ある人間とある人間を並べた時、そのふたりの条件がまったく同じになるということはあり得ない。指圧にしてみれば、その人の置かれている環境や過去、その日の天候や精神状態も含めて診る。薬を処方するように、この症状にはただこのツボを押せばOKというわけではない。まったく同じ施療をしたとしても、効果は相手によってちがってくるだろう。だから、「科学的」ではない。科学的ではないところに指圧の出番がある。薬がプレタポルテなら、指圧はひたすら相手の体型や動き方の癖に合わせるオートクチュールのようなもの。

施療者は五感を全開にして患者に向かう。それこそ一期一会だ。「気」の滞りを取り除くことで、からだ本来の自然治癒力を目覚めさせる。いたってシンプル。しかし今までも見てきたように、その結果、その人とからだのかかわり方、また世界とのかかわり方に変化が起こることだってある。施療者としては、そうあってほしいと願う。自分の仕事を喧伝するのが目的ではないので、ここでは別の分野を例に取り上げてみよう。

具体的でわかりやすいのは、視力である。私は中学生の時すでに眼鏡が必要となり、出回りはじめたソフトコンタクトレンズに飛びつき、そのせいか長いことドライアイに悩まされ、ある時は眼科医に言われるまま網膜剥離予防のレーザー治療を受け、四〇歳を前に、ど近眼と決別すべく両眼のレーザー手術に踏み切ったという、目に関してはずいぶん苦労した経験を持つ。母方はみな強度の近眼で盲目の叔父もいる。近眼は逃れられない宿命のように思っていて、かえって自分で自分の目を傷めつけてきたような気がする。

レーザー手術を受けて眼鏡はいらなくなったものの、年を重ねるとともに近視、乱視がまた戻ってきた。眼科医によると白内障が始まっている気配もあるという。そんなある時、再び左目のレーザー治療を勧められて、これはいかん、と思い直した。眼科医に勧められるまま作った遠近両用眼鏡は視野が狭まる感覚が耐えがたく、使わないまま眼鏡ケースに収まっている。暗いと見えにくいし、光の乱反射がある。このまま行けば、レーザー治療に加えて白内障の手術を勧められるのも時間の問題だろう。なんとかしなくては。

視力に関しては、経験的に知っていることがあった。指圧施療のすぐ後や、気功をたっぷり行った後は、びっくりするほど視力が上がるのだ。血行がよくなり、目の回りの筋肉の緊張がほぐれるからであろう。だから今までもそれほど眼鏡の必要を感じず、運転する時以外はほとんどかけないでやってきた。そう眼科医に言って、何をバカなことを、と呆れられたことがある。眼科医と私の間に溝ができた瞬間であった。

視力は変化するものであることを知っているだけに、年齢とともに衰える視力をただ眼鏡の度を上げることでカバーして、視力低下にいっそう拍車をかけるよりほかに道はないのだろうか、と疑問を感じずにいられない。ふつうは白内障になれば、年だから仕方ないですね、と言われるのがオチだろう。この頃、左端の視野が狭まっているような気さえする。ゆくゆくは加齢黄斑変性になって失明するのかもしれない……。なんてことまで想像して暗い気持ちになっていた。

もちろん、目を手のひらで包んで気を送ったり（パーミング）、目の周囲をもみほぐす指圧をしたり、それくらいの努力はしていた。だが、こと目に関しては、どうにも拭えない劣等感を抱えていたのだ。

そんな時、四〇代の患者さんのひとりから、すばらしい視能訓練士（orthoptiste）がいると、紹介された。視能訓練士とは、視力回復を促すための、いわば目の体操指導をする、眼科医とは別の専門職である。眼筋トレーニングで斜視などの矯正をする。私も過去、何度かお世話になったことがある。ただ、今回紹介されたド・ラージュさんは、単調な訓練を診療室で繰り返させるだけのふつうの矯正士さんとはまったくちがった。ド・ラージュさんを私に紹介してくれた人は、三、四回通って視力が二ポイントもアップしたそうだ。眼鏡屋さんもびっくり仰天だったという。試してみない手はない。持ち前の好奇心から、私は早々、シャンゼリゼ通りに近いド・ラージュさんの診療室を訪れた。

彼女によると、目は脳から生えて顔面に頭を出した「芽」のようなもの。つまり、目は脳の出先機関。だから、目で見ようとせずに、後頭部で見るようにと、開口一番のアドバイスであった。テレビにたとえれば、目はアンテナにすぎない。目から入った光は視神系を通って電気信号として解読され、映像は後頭部の脳の大半を占める画面に映し出される。ものを見る時は、後頭部にあるこの大きな画面で見る意識を持ちなさい、と言うのだ。目で見るより、両耳で見る。広く見る。レーダーを頭の後ろに抱えている感じ、とでも言えばいいだろうか。

ド・ラージュさんは、眼鏡なしで見ることを目指すベイツ・メソッドの訓練士であった。ウィリアム・ベイツ（1860〜1931）はニューヨークで活躍した眼科医で、視力は目の仕事が二割、あとは脳の仕事であること、視力は体の状態や心の状態によって常に変化しているものであることに気づき、視力回復の独自のメソッドを開発した人だ。視力は1・0とか0・6とか、レッテルのようにその人のおでこに貼れるものではないのだ。私の経験、直感と合致する。

ド・ラージュさんは、たいていの近視は思春期に始まること。見たくないものがあるから、見えないことにしてしまっていること、そのうち本当に見えなくなってしまうということ、などを説明してくれた。家系に近眼の者が多いから近眼になるというわけではない、今からでも十分視力回復は可能だという。

「約三七兆あるからだの細胞は毎日少しずつ新しくなって、数ヶ月もすれば大半は入れ替わっている。昨日のあなたは今日のあなたとはちがう。生きるということは常に変化してゆくことですよ」とも言われた。

からだをゆっくり回転させながら回りのものを「視る」練習などをさせられた。さらには、毎回、いくつかの宿題を与えられた。たとえば、今日は赤という色に注目し、家の中、道を歩く時、どこでも赤いものに気をつける。明日は別の色に注目する。楽しい宿題だ。あ、こんなところにも赤がある、と気づく。赤にもいろいろある。世界がちょっとちがって見えるようになる。

はたまた、一見ただの模様だが、焦点を外して見ると見えない絵が浮き上がってくる3D絵画を渡されて、毎日3Dで「視る」練習をするようにと言われた。隠された絵が浮き上がって見えている時は、左右の脳の均衡が取れている状態だそうだ。実際、見えないはずの映像が浮かび上がってくる時は、なんとも言えない快さと安定感に包まれる。

ある時は、目をつぶって右のまぶたに見えるもの、左のまぶたに見えるものを語るよう促された。右は母方、左は父方を表すと後で知ったが、東洋医学でも同じである。その訓練中に、私は自分に流れ込んでいるふたつの家系に、今まで思いもよらなかった視点からスポットライトが当たるのを感じた。そして診察室を後に、シャンゼリゼ通りへ向かいながら、私を長いこと縛っていた「目が悪い、目が弱い」という宿命から私は自由になれる、なっていいんだ、という確信がむくむくと湧き上がってきた。

ド・ラージュさんの指導の柱は、パーミングなどのリラクゼーションと、いかに視るかの訓練と、ヴィジュアリゼーション。ヴィジュアリゼーションというのは一種の自己暗示法とも言えるが、プロのアスリートも活用する非常に効果的な身体法である。たとえばF1レーサーなら、自分が最高の走行をしている様子を、レーシングカーに乗り込む時からゴールを切る瞬間までコマ送りのように逐一、想像の中で実現する。脳はかなりお利口さんだが、現実と想像の区別がつかない。想像の中のことでも、現実のことのように脳を通じてからだに刻印される。想像の力がからだ自体を変える、と言い換えてもいい。

私の目は飛蚊症と呼ばれる黒いもやもやが多いのだが、それを少なくするために、子ども時代に山の中で見た透明な湧き水がそれらを洗い流して腎臓から排出される過程を想像するヴィジュアリゼーションを続けている。なにを戯《たわ》けたことを、と言って嗤う人は嗤えばいい。効果があるのだから、やった方が勝ちというものだ。

そして、リラックスして見ること。見えないからと言ってじっと見つめるのは逆効果と、この年になって知った。眼球は絶えず微細な動きを続けている。動くのが目の常態なのだ。だから、見えなかったら視線を外して、また見る。動きの中で見る。そんな練習をしているうちに、少しずつ私の世界の視方が変わっていくのを感じた。世界の方が、私に向かって開いてくるかのようだった。

太陽は目や肌の敵だと思いがちだが、この点に関しても、ド・ラージュさんは太陽と仲良しになるよう指導するのだった。太陽の光を浴びると、特に朝は、湧き上がってくるような喜びをからだの内に感じるし、木漏れ日を浴びて昼寝をするのはこの上もない贅沢である。目にもその恩恵を受けさせるため、太陽の光を使った練習もさせられた。

ド・ラージュさんのもとへ通ったのはわずか四回ほどである。左端の視野が狭くなったように感じていたのは、要は私が両眼視をしていず、見方が右目に偏っていたからだとわかった。その後、二年ぶりに眼科の検診を受けたら、近視が一ポイントよくなっていた。この年齢でよくなるものがあるなんて、なんだかワクワクしてくるではないか。ベイツ・メソッドの有効性を科学的に証明できないと批判する人は後を絶たない。だが、まぎれもない自身の体験があり、確実によくなったもの、開かれたもの、変化したものがあるのだから、それだけで十分である。

世界が私に開かれてくる感覚と書いたが、それは「視る」ことの機能回復を、心とからだの総体の中で図ったからだ。視力以外のことでも、こうしたアプローチがあれば、弱った自然治癒力も本来の力を取り戻す。からだ全体のバランスを取り、恐れや不安に萎縮した心を解き放つならば、自然治癒力は十二分にその力を発揮するはずだ。還暦を前にして、からだの可能性への信頼感がさらに一歩深まった。

日常のケア――四つの柱

繰り返し書いてきたように、「聴くこと」と「語ること」、そのどちらもが欠けてもいけない。「聴く／語る」という二人三脚の上に、健康な生活は築かれる。

では、日常のケアとして具体的に何ができるかというと、取り立てて目新しいことが言えるわけではない。貝原益軒や、さらに遡って古代の中国の人たちが、遥か昔に健康の秘密を探り当てている。ただ、それを現代の生活に当てはめ直した形で語り直すことはできるだろう。

四つの柱を挙げれば、深い呼吸、素材から作るシンプルな食事、からだを使うこと、十分休息すること。どれもいたって簡単なことだ。

現代を生きる私たちの呼吸は浅くなっている。お手軽、つまり素材の見えない食事ばかりに手が出て、パソコンの前に座ったまま目を酷使し、すべてが加速してやることは増える一方、削られるのは睡眠時間。これでは細胞（いのち）は少しも喜ばないし、ストレスが溜まって甘いものやアルコールに走り、健康を害することになる。そんなこと重々承知ですが生活のリズムはなかなか変えられません、と読者のみなさんもおっしゃることだろう。「こりゃやばい、何かを変えなきゃおしまいだ」、というほどの深刻な事態に陥らない限りなかなか動けないのが人情というものである。

それを承知であえて言うなら、人間のからだは、吸い込む空気と口から食べるもので養われている。そのふたつしかない。当然、その質が問われる。

まずは呼吸だが、深い呼吸をする時間を一日のうち数分でも持つと、徐々にからだへの意識が変わる。これはやってみるしかない。心のざわつきをひとまず脇へ置いて、座して三回だけ、深い呼吸をする。それだけでいい。座っていても立っていても、とにかくからだは垂直に保つ。頭頂が天につながり、ハラから陰部につながる線が地球の中心に向かうような意識を持つといい。また、どこかに痛みがある時、吐く息を痛いところに送り込むような気持ちを持つといい。痛みに萎縮せず、痛みを呼吸で包み込んでやる。吐く息の暖かさをその部分に送り込んでやる。

二つ目、食べるものに関しては、多くの人が本を著している。素材の陰陽をうまく調理して、からだの偏りを食で治すことを教えてくれる大森一慧さんの著作など、たいへん参考になる。うまく調理すれば、塩と水で炊いただけのニンジンが、どんなにおいしいことか。そして調理法は驚くほどシンプルだ。面倒なんてことはない。料理は素材である。いのちをいただいて自分のいのちを養うなら、そのいのちを取り巻く環境や季節は大切な要因だ。季節の素材を、あまり手をかけずにシンプルにいただくのが一番いい。

食事に関しては、すべてを一気に変えようと思わず、簡単なことから始める。たとえば、白いお砂糖を使わないことにしてみる。それだけでもずいぶんからだ思いの自分に変身することだろう。あるいは生活に根ざした素材を改めて見直してみる。日本には納豆や味噌や昆布など、すばらしい食材がたくさんあって、今でこそフランスでもある程度は手に入るが、日本にいる方々がうらやましい。ぜいたくな食事はごくたまのことにして、そうした基本的な食材を取り入れた簡素な食事にすると、酸性に傾きがちなからだが適度なアルカリ性にまとまり、心まで清々してくる。たとえば、小さく切った昆布を漬けた水を冷蔵庫に保存して、毎日コップ半杯飲むだけでも、続ければお腹の調子がよくなることだろう。なにもすごいことをする必要はない。できそうなことから始めればいい。

小さくても変化があると、その変化につられて次の一歩が見えてくる。だからその「次の一歩」の発見は、あなただけのもの。こうすれば健康になります、というようなすべての人に向けた健康指導は、かえって挫折を招くだけのような気がする。

三つ目に挙げたからだを使うことというのは、なにもスポーツを意味するわけではない。日常生活の中でのなにげない動作を意識的に行ってみると、スポーツに勝るとも劣らない効果がある。たとえば、皿や鍋をしかるべき場所に納めるというような動作。おざなりにやっていると、肩や手首に負担がかかって傷めてしまう。お腹のあたりを意識してしっかり持ち上げ、からだの中心で支えながら片付けると、手首への負担が断然軽くなる。所作自体が美しくなる。筋トレくらいの効果はあって、しかも家事が楽しくなる。

掃除にしても同じだ。めんどうだ、いやだ、と思ってやると苦痛なだけ。階段を拭くのでも、掃除機をかけるのでも、ひとつひとつの動作を意識的に行うようにする。左腰が痛かったら、左腰に負担がかからないような姿勢を探ってみる。家庭はひとつの道場だと思って、動作のすべてを意識的に行うよう心がける。そうすると楽しくなる。動作のひとつひとつを丁寧に、結果として美しく行うことになる。からだは喜ぶだろうし、心は落ち着くところへ落ち着くだろう。スポーツに勝るとも劣らない。

窓のブラインドを我が家ではあえて電動にしなかった。手動で回して開けるので、めんどうと言えばめんどうだ。ただ、私はこの時間をありがたく頂戴して、骨盤底筋を鍛える体操をする。産後に尿漏れの症状に悩んだ経験があるので、今もこうしてトレーニングを続けている。わざわざやるのはおもしろくもなんともなく面倒なだけなので、このわずかな時間を利用する。あくまで、日常の中に組み込んだ形で行う。

人間のからだは動くようにできている。動いていることで「気」も回り、活力が生まれる。動くのが本来の目的の自転車を放置しておいたら錆びつくのと同じである。一日中パソコンの前に張りついていたら、呼吸は浅くなるばかりだし、血も気も停滞してしまう。好きなスポーツがある人は、私にとってのダンスがそうであるように、大いに楽しめばよい。そういうものがなくても、探せば、日常の中にからだを使う機会はいくらでも見つかる。

そして四つ目の休息、睡眠。案外これが一番難しいかもしれない。仕事や生活のスピードが上がった社会を生きる現代人は、睡眠時間を削ってそのスピードに対応しようとしている。パソコン画面を消して、続きは明日、おやすみなさーい、をなかなか言うことができない。一種の依存症である。

人間のからだはだいたい二〇時から二二時の間に、徐々に就寝モードに移行するようにできている。しかし、たいていはその時間帯、遅い食事の最中だったり、興奮を招くような映像を見たりしているから、からだはちっとも就寝モードに移行できない。「肝」と「胆」の気が充実する時間は夜中過ぎだが、この時間帯にしっかり寝ていないと、「肝」と「胆」の気を傷めることになる。「肝」は思考と計画をつかさどり、「胆」は決断力を司る。行動力の根源とも言える。そのふたつを傷めてしまったら、いくら睡眠時間を削って仕事をしても、行動力のダイナミズムは衰えてゆくばかりだろう。

夜になったら、すべてを放棄してみる。放棄して、呼吸を整え、睡眠モードに自分を委ね、今日あったいいことなどを思い浮かべて睡眠を楽しむ。明日のことはまた明日。睡眠の間に脳はものごとを整理して、ホルモンや神経伝達物質が細やかな微調整を行ってくれるはずである。今日思いつかなかった解決策が、明朝思わぬ形で見つかるかもしれない。

限りなく「やること」があって、私も含めてアップアップしている人がどんなに多いことだろう。私が個人的にやっていることは、最小限今日やらねばならない「気が進まないこと」を二つか三つに限定してリストアップする。そして、やったら自分に「いい子いい子」、それでよしとする。それだけでは足りなくても、それだけでもやれば明日につながる。健やかな睡眠に入る助けになる。それだけはやったのだから、欲張らない。自分に過剰な期待をしない。できないことは、今日はいさぎよく放棄して明日に期待して堂々と休息するのも、健康生活に必要な知恵である。

休息はからだのチャージである。チャージの時間なしに、パソコンも携帯も、どんな精密機械も動かない。その大切な時間を削ることはやめよう。生産性を落とすばかりでなく、心までぎすぎすしてしまう。

ここに挙げた四つの柱はなんということもない、しごく当然のことに思えるだろう。そう、当然のことをしなくなってしまったところに問題が生じる。深い呼吸を取り戻し、季節のものをシンプルな調理法で食し、からだをしっかり動かし、夜は心静かに休息する。四つの柱は、魂の宿としてのからだをいとおしむ心遣いであり、作法である。

あとがきに代えて——魂の宿としてのからだ

人がかけてくれた言葉だったり、文章として読んだ言葉だったり、人生の節目節目で、いつもある言葉に救われた。その言葉に出会ったのは偶然であったかもしれないが、自分に求める心があったから出会いもあったのだと、いまは思える。

たとえば、五〇代に入って更年期と呼ばれる時期に突入した時は、からだに起こるさまざまな変化に驚き、うろたえ、不安に怯えた。なにせ、思春期とはまるで逆方向へ、それも直下型大地震的な変化が訪れるのだから、うろたえないわけにはいかない。いくら人生の次のステップへ移行する時なのだと自分に言い聞かせても、心が状況を受け入れかねておろおろしているのが自分でもわかった。

そんな時、指圧のベルナール師匠に言われた言葉が、自分の身に起こっていることへの視線を一八〇度変えた。

「閉経までの女性が月だとしたら、更年期後の女性は太陽になる。男性を照らしていた月から、これからのあなたは、すべての人を照らす太陽になるんですよ」

男性を照らし魅了する月の光は怪しくも美しいけれど、年齢も性別も問わず、あらゆる人の上に惜しみなく光を降り注ぐ太陽は、ある意味いっそう神々しい存在ではないか。自分が太陽になれるかどうかは自分しだい。なれたら素晴らしい。なりたいと思う。

師匠の言葉によってそういう発想の転換が促され、目を見開かされ、女性としての魅力を失う哀しさや、体力も精神力も下降の一途を辿る負のイメージに閉じ込められずに、五〇代を充実させることができた。人生は変化の連続であり、それぞれのステージに固有の意味も味わいもある。この本を書き終えようという時、ちょうど還暦を迎えたが、これからはまた別の心持ちで新しい地平を切り拓いてゆきたい。

暦が還り振り出しに戻った立場で、自分に言い聞かせるつもりで書くのだが、自分のからだをいたわると同時に、そこに宿る魂の方の手入れも忘れないようにしたい。

そのためには、リズムのある日常を送ること。リズムは自然の中にある。日が昇って沈む時刻、月の満ち欠け、四季の移ろいをからだで感じて生活することは生きることの基本である。自然の刻々の変化を見つめ、寄り添えば、魂は落ち着くところに落ち着く。

また、何かひとつでも打ち込めるものを持っているといい。私の場合はダンスだが、無心に取り組める好きなことがあると、余計な不安は遠ざかる。しかも、そこを起点に世代の壁を超えた人間関係が広がる。

さらにもうひとつ、年をとればとるほど、利害関係のないつき合いを大切にしたい。計算がどこかで働くつき合いは徐々にそぎ落としてゆく。相手が人でなくても、動物でも植物でもいいのだ。利害関係のない相手と過ごす時間を寿《ことほ》ぎ、生きとし生けるものを、ただ生きているというだけでいつくしむ心を育てれば、逆説的に、生に限りがあってよしとする心の平和が訪れることだろう。

いま、世界中が新型コロナウィルスの脅威下にある。他人と距離を取り、触れないことが掟となる社会に移行しつつある。フランスは、ハグをし合ったり頬にキスし合ったりの身体接触が親愛の情を示すために欠かせない文化の国であるので、社会にたまっているフラストレーションは予想以上に大きい。

「他者＝危険」という意識が社会全体を支配するようになると、人と人をつなぐ大きな「気」まで停滞してしまいそうで、それが心配だ。災禍の元のコロナウィルスとて、私たちの細胞の中に入り込まなければ生き延びてゆけない。私たちを皆殺しにしてしまってはウィルス自身も滅びるのだから、その辺は計算して双方が生き延びる道を選ぶだろう。いのちはすべてそうした依存関係の中にある（ウィルスが生物であるかどうかは議論が分かれるところであるが）。「私」を危険に陥れる敵のような存在ともどこかで折り合って共存していかねばならない。一刻も早く収束してほしい反面、今回のコロナ災禍が投げかけているいのちのあり方や社会のあり方に関する問いの深さに、戦慄しているのは私だけではないだろう。

触れることが忌避される社会の中で、これからも私は他者の背に手を置き、施療を続けるだろう。触れることでしか治せないものがある。「私」と「他者」が接触することでしか動き出さないものがたしかにある。触れるという行為が忌避される今だからこそ、その神秘にあらためて心を揺さぶられずにはいられない。

どんなに文化や考え方のちがいがあっても、大元のところではフランス人も日本人もなく、だれもが生きる過程で大小の歪みが出てきてしまった自分のからだを抱えて悩んでいる。歪みを厭って消してしまおうと躍起になるのではなく、歪みのあるからだも自分なのだと、一度抱き寄せてみたい。そうするところからその人なりのバランスもしあわせ感も生まれることを、フランスの人たちへの施療によって私は学んだ。いまあらためて、私とその体験を分かち合ってくれた患者さんたちひとりひとりに感謝を捧げる。

また最後になってしまったが、本書のきっかけをつくっていただき、方向が見えるまで辛抱強く伴走してくださったアリカの永野香さんに、この場を借りて心からお礼申し上げたい。

そして、具体的にこうして本にまとめ上げてくださった春秋社のみなさま、特に篠田里香さんには、執筆中、要所要所で的を射たアドバイスと温かい励ましをいただいた。心から感謝申し上げたい。

二〇二〇年　爽やかな夏の朝に

著者紹介

浅野素女（あさの・もとめ）
1960年千葉県生まれ。フリージャーナリスト、エッセイスト、指圧施療師。上智大学外国語学部卒。フランス在住35年あまり。著書に『フランス家族事情』（岩波新書）、『パリ二十区の素顔』『踊りませんか？』（いずれも集英社新書）、『フランス父親事情』（築地書館）、『同性婚、あなたは賛成？反対？』（パド・ウィメンズ・オフィス）、『生きることの先に何かがある』（さくら舎）など。雑誌、新聞、ラジオでフランスの「いま」を伝えるかたわら、40代の時に指圧と出会い、パリで指圧および東洋医学の免状を取得。パリ郊外で施療を続けている。

〈話す・聴く〉から始まるセルフケア
――フランス心身メンテナンス事情

2020年10月25日　初版第1刷発行

著者Ⓒ＝浅野素女
発行者＝神田　明
発行所＝株式会社　春秋社
〒101-0021　東京都千代田区外神田 2-18-6
電話（03）3255-9611（営業）・（03）3255-9614（編集）
振替　00180-6-24861
https://www.shunjusha.co.jp/
印刷所＝株式会社　太平印刷社
製本所＝ナショナル製本協同組合
装　丁＝野津明子

Printed in Japan, Shunjusha
ISBN 978-4-393-36563-2　C0047
定価はカバー等に表示してあります

大塚邦明
40代以上の女性がやってはいけないこと
体内時計を味方につけて健康になる

オーロラ観光をしてはいけない。日めくり暦を使ってはいけない。一体なぜ？　体内時計の権威が意外な健康法を伝授。ストレスと体調の変化を経験しがちな中高年女性、必読。

1600円

大塚邦明
眠りと体内時計を科学する

体内時計と睡眠には深い関係があった！　眠れない理由。高齢者や認知症患者が知っておくべき事。自然の力を生かして快眠する方法……。読んでためになるポピュラーサイエンス。

1700円

若倉雅登
医者で苦労する人、しない人
心療眼科医が本音で伝える患者学

医者と患者はなぜすれ違うのか。誤診が起こる理由とは。信頼できる医者の見分け方など、心身と眼を診る心療眼科医が患者目線で綴る、よりよい医療との付き合い方。

1700円

岩瀬幸代
迷走患者
〈正しい治し方〉はどこにある

アーユルヴェーダに詳しい旅行ライターが、あるとき難病に。ステロイドと検査数値に翻弄され、代替医療にも光を見出そうとするが……。医療選択とは何かを問うノンフィクション。

1800円

ケン・ハラクマ
ヨガを伝える
すべての人によりよく生きる知恵を届ける

答えが一つではないヨガの実践を、インストラクターはどうやって伝えることができるのか？　ヨガを生活に生かすには？　五〇〇〇人以上の指導者を育てた著者が極意を伝授。

1700円

▼価格は税別。